AF346835

SOCIÉTÉ NATIONALE DE MÉDECINE DE LYON

LYON

ETHNOGRAPHIE — DÉMOGRAPHIE — SOL
TOPOGRAPHIE — CLIMATOLOGIE

PAR

LE Dr E. CLÉMENT

Médecin de l'Hôtel-Dieu,
Membre de la Société nationale de médecine,
de la Société des Sciences médicales de Lyon,
de la Société de médecine et d'hygiène publique de Paris.

Onze Planches hors texte

LYON

HENRI GEORG, LIBRAIRE-ÉDITEUR
65, rue de la République.

1889

LYON

ETHNOGRAPHIE — DÉMOGRAPHIE — SOL
TOPOGRAPHIE — CLIMATOLOGIE

SOCIÉTÉ NATIONALE DE MÉDECINE DE LYON

LYON

ETHNOGRAPHIE — DÉMOGRAPHIE — SOL
TOPOGRAPHIE — CLIMATOLOGIE

PAR

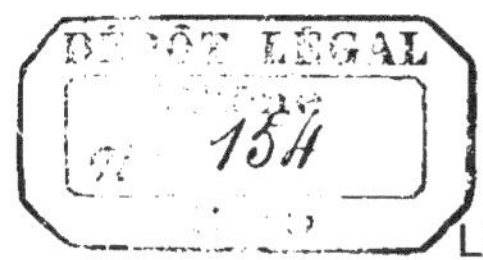

LE D⊓ E. CLÉMENT

Médecin de l'Hôtel-Dieu,
Membre de la Société nationale de médecine,
de la Société des Sciences médicales de Lyon,
de la Société de médecine et d'hygiène publique de Paris.

Onze Planches hors texte

LYON

HENRI GEORG, LIBRAIRE-ÉDITEUR
65, rue de la République.

—

1889

PRÉFACE

L'étude des races humaines, au point de vue pathologique, n'a jusqu'à ce jour attiré l'attention que de rares
savants, et cependant la médecine ne devrait pas se désin-
téresser de cet ordre de recherches. D'abord parce que rien
de ce qui concerne la science de l'homme ne doit lui être
indifférent, puis, parce que la connaissance des éléments
ethniques qui ont concouru à la formation des populations
peut éclairer le médecin sur la diversité de leurs aptitudes
physiologiques et de leurs prédispositions pathologiques.
Il est à prévoir que beaucoup de problèmes de pathologie
générale, aujourd'hui obscurs, seront déterminés quand elle
dirigera ses investigations dans cette voie. Si pour le moment l'intérêt de ce genre d'études ne semble pas très évi-
dent, c'est que nous ignorons encore la manière dont les
diverses familles humaines se comportent en face des nombreuses maladies qui accablent l'humanité ; en est-il qui
jouissent d'une immunité pour quelques-unes d'elles ? en
est-il qui aient, au contraire, une prédisposition plus marquée pour des affections spéciales ?

Les faits propres à élucider ces questions sont, ou contra-
dictoires, ou susceptibles d'interprétations variées. On peut
répondre d'une façon générale que la plupart des maladies
sont communes à l'espèce humaine. Toutefois, si on compare
entre elles des races bien séparées par leurs caractères an-

thropologiques , on arrive à reconnaître qu'elles ont des aptitudes morbides inégales sans qu'aucune cependant n'offre d'immunité absolue pour les maladies les plus connues.

On avait prétendu autrefois que la race noire était épargnée par les fièvres palustres, par la dysenterie, et surtout par la fièvre jaune, maladies si redoutables aux blancs établis dans les pays chauds. C'est là une opinion erronée ou tout au moins exagérée : les nègres en sont atteints comme les blancs; mais, à vrai dire, ils présentent pour elles une immunité relative assez marquée. Les statistiques de Boudin, concernant les maladies régnant aux colonies, montrent que le taux de la mortalité par ces affections pour les deux races monte ou s'abaisse à peu près en même temps, dans la même localité, mais qu'il est toujours beaucoup plus considérable pour les Européens. Il paraît donc bien avéré que la race nègre offre une résistance plus grande que la race caucasique à la fièvre palustre , aux hépatites et à la fièvre jaune.

L'observation des médecins des colonies nous enseigne également que toutes les races sont aptes à contracter le choléra, mais qu'elles offrent aussi contre ce fléau des résistances inégales. Ainsi, quand il frappa la Guadeloupe, en 1865 et 1866, la mortalité fut, toute proportion gardée, bien différente parmi les divers groupes de la population. Elle fut de 2,7 % parmi les Chinois, de 3,86 chez les Hindous, de 4,31 chez les blancs, et elle s'éleva à 9,44 pour les nègres.

Voilà donc des maladies , choléra, fièvre paludéenne, dysenterie, fièvre jaune, qui, tout en leur étant communes, frappent et déciment certaines races humaines plus cruellement que les autres. La différence de race ne modifie l'aptitude morbide, au moins dans les faits sus-énoncés, qu'en conférant une immunité relative à certaines affections.

L'immunité ou la prédisposition de quelques groupes humains à certaines maladies ne sont parfois qu'apparentes et dépendent soit des conditions de vie sociale ou de milieu, soit du *modus vivendi* des germes spécifiques. Comparé à l'habitant des rives du Gange, l'Européen jouit d'une véritable immunité contre le choléra, au point que, s'il n'avait aucune relation avec cette contrée, il n'en subirait jamais les atteintes. L'Européen est cependant apte à contracter la maladie et son immunité trompeuse cesse temporairement par l'apport des germes cholériques, mais elle reparaît bientôt, parce que les conditions climatériques de l'Europe ne sont pas favorables à la reproduction continue, à la conservation de l'espèce du redoutable contage. C'est pour cela que le choléra ne peut pas s'implanter en permanence, ne peut pas s'acclimater en Europe, bien que les races qui l'habitent soient facilement sa proie. Il ne peut prélever sur elles un tribut annuel et régulier qu'à la condition d'un apport également régulier et renouvelé des germes morbides.

Il en a été tout autrement de certaines maladies, comme les fièvres éruptives, et en particulier de la variole, qui étaient inconnues en Amérique avant l'arrivée des Européens, bien que les races établies sur le sol du nouveau continent fussent aptes à les contracter. Peu de temps après, en effet, ces maladies anéantirent des populations entières en les frappant avec une violence inouïe. De même la tuberculose pulmonaire n'a été introduite chez les nègres de la Polynésie, qu'elle décime si cruellement, qu'après leur contact avec les blancs.

Une fois qu'elles eurent pénétré parmi ces populations, jusqu'alors absolument indemnes, ces diverses affections, variole, fièvres éruptives, phthisie, ne disparurent plus jamais du continent américain et de l'Océanie, parce que d'une part les peuples de ces pays, par leur aptitude morbide, fournissaient un aliment intarissable à leur propagation et parce que, d'autre part, ces maladies ont pour agents des germes qui n'exigent pas, comme celui du choléra, des conditions de milieu différentes de celles où l'homme vit habituellement dans tous les lieux de la terre. Le nouveau monde n'eut qu'à recevoir les fatales semences pour les voir lever, fructifier et s'acclimater, comme nous avons vu s'acclimater chez nous la syphilis, qu'il nous donna en échange.

Ces faits pathologiques n'ont pas lieu de nous surprendre, ils sont identiques à ceux observés dans le domaine de la flore et de la faune du nouveau continent. Au XVIᵉ siècle, il n'y avait dans cette contrée ni blé, ni orge, ni avoine, ni chevaux, ni bœufs, ni moutons (1). Les deux mondes firent échange d'espèces morbides comme ils firent échange d'espèces végétales et animales, qui toutes, ayant trouvé des conditions favorables, ont prospéré dans leur nouvelle patrie.

Cependant l'Amérique était habitée, d'un pôle à l'autre, par des millions d'hommes, si différents au point de vue anthropologique de ceux qui habitaient l'ancien monde, que, pour beaucoup d'auteurs, cette dissemblance est une présomption en faveur du polygénisme. Ils n'en présentèrent pas moins, comme nous venons de le voir, des aptitudes morbides semblables à celles des races de l'ancien continent, au moins pour les affections contagieuses et épidémiques.

Des faits que nous venons d'esquisser et de beaucoup d'autres analogues qu'il serait trop long de passer en revue, on peut conclure que l'immense majorité des maladies sont communes à tous les hommes, sont communes à l'espèce ; mais il y a lieu d'admettre que les groupes humains, présentant des caractères physiques assez tranchés pour former des races, offrent des résistances inégales à quelques-unes d'entre elles.

Quand on compare entre elles, non plus les races, mais les diverses variétés d'une même famille humaine et tout particulièrement celles qui sont établies sur notre sol ou dans le voisinage de notre pays, constate-t-on des faits démontrant chez elles des degrés différents de réceptivité ou d'immunité ?

Ce que nous appelons en médecine prédisposition individuelle, diathèse, état constitutionnel, etc., ne serait-ce pas des propriétés communes à tous les individus ayant les mêmes caractères ethniques plutôt qu'une propriété individuelle ou familiale (1) ? Quand il s'agit des maladies contagieu-

(1) Ch. Debierre. *L'homme avant l'histoire*, p. 119.

ses et épidémiques, toutes les races semblent offrir un terrain
à peu près également favorable au développement des germes ; mais en serait-il de même si on étudiait comment les
maladies générales, telles que la goutte, la scrofule, le can-
cer, etc., se répartissent dans les familles humaines ? C'est
surtout, à mon avis, dans le groupe des affections endémi-
ques chroniques et non contagieuses qu'on peut espérer constater des diversités d'aptitudes morbides en rapport avec la
diversité des caractères ethniques. Tous les hommes sont
trop semblables entre eux pour ne pas servir de milieu favorable aux processus infectieux, tandis qu'il ne nous ré-
pugne pas d'admettre que toutes les races n'ont pas la même
prédisposition aux différentes maladies chroniques et dia-
thésiques. Malheureusement jusqu'à présent la science ne
possède aucun document qui puisse affirmer ou détruire
cette opinion préconçue.

Toutefois, même dans le domaine des affections contagieuses, il existe des faits qui paraissent démontrer que des groupes
humains de même race, comme la race caucasique, présentent des aptitudes différentes pour quelques-unes d'entre elles.
On sait, par exemple, que la scarlatine est plus fréquente et
plus grave dans les pays scandinaves, en Allemagne et surtout en Angleterre, qu'en France et en Espagne. La population anglaise est formée de Celtes, de Saxons, de Germains,
tandis que celles de la France et de l'Espagne sont formées
en grande majorité de Celtes et d'Ibères. La population anglaise doit-elle sa prédisposition à la scarlatine à la prédominance des éléments saxon et germain ? C'est possible,
mais il faut remarquer que les pays scandinaves, l'Angleterre
et l'Allemagne, ont une population enfantine bien plus nombreuse que la France et que l'Espagne, et fournissent un
champ plus vaste à la propagation de cette maladie, plus
spéciale à l'enfance.

Une opinion, très répandue il y a quelques années, admet-

(1) Cette opinion a été déjà émise dans ce journal, il y a une dizaine
d'années, par le docteur Charpy.

tait que la race anglo-saxonne possède à un plus haut degré
que la nôtre la faculté de supporter, sans y succomber, les
grands traumatismes. Les chirurgiens français en avaient
pris leur parti. Puisque la chair des Anglais, suivant l'expression de Velpeau, par une sorte de privilège physiologi-
que, était plus réfractaire que celle des Français aux accidents qui suivent les grandes opérations, ils se résignaient,
non sans regret à laisser à leurs confrères d'outre-Manche le
monopole de la « chirurgie active, téméraire même », et à
continuer une pratique « prudente, timide, conservatrice ».
La chair des Français n'a pas changé et aujourd'hui, grâce
à l'antisepsie, nos chirurgiens ont la main aussi hardie et
aussi heureuse que les autres. Leurs revers de jadis étaient
dus, non à la diversité des deux races, mais bien à ce qu'ils
opéraient dans des hôpitaux plus défectueux et dans un milieu plus insalubre.

On voit, par ces exemples, combien les faits de cette nature sont d'une étude délicate, qu'il ne faut pas trop se
hâter dans l'interprétation qu'on en donne et qu'il faut tenir
compte de toutes les circonstances accessoires qui peuvent
agir sur la morbidité, indépendamment des aptitudes de
race.

Voici cependant un curieux exemple d'une race qui, trans-
portée à des centaines de lieues et dans un climat bien différent de son habitat primitif, a conservé à travers les âges
une aptitude singulière pour une maladie qui paraît lui être
particulière. Au VIe et au VIIe siècle une horde de Lombards,
partie du Danemark, envahirent l'Italie du nord et la Ligu-
rie. Ces barbares étaient honnis de toutes les nations voisines, car ils passaient pour être les propagateurs de la lèpre.
Tout le long du littoral de la rivière de Gênes se trouvent
encore les descendants de ces Lombards. Or, d'après Gille-
bert-d'Hercourt, il n'est pas rare de voir de nos jours quelques-uns d'entre eux se faire admettre à l'hôpital de San-
Remo pour y être soignés de la lèpre. Chacun sait que cette
maladie n'existe plus en Europe que dans les pays scandinaves, dont les Lombards sont partis il y a plus de mille

ans. Malgré le changement de climat, et bien que leurs conditions d'existence ne diffèrent pas de celles des autres habitants de la région, les gens de cette race auraient donc gardé une prédisposition spéciale à une maladie depuis long-temps éteinte dans le reste de l'Europe.

Si on n'envisage que l'ensemble des faits les plus géné-raux, il est certain que les mêmes maladies règnent parmi toutes les nations de l'Europe, malgré la diversité des élé-ments ethniques dont elles sont formées. Faut-il en conclure qu'elles sévissent et frappent indistinctement sur toutes les races ? Non, car il importe de remarquer que les peuples de l'Europe comptent tous de nombreux éléments ethniques communs, qui, conservant leurs aptitudes originelles, cons-tituent sur toute la surface de l'Europe des foyers disséminés propres à l'entretien et à la propagation des mêmes espèces morbides. Il en résulte que les statistiques constatent l'exis-tence des mêmes affections chez toutes les nations ; mais il reste à déterminer si les éléments qui les constituent en sont atteints avec un égal degré de fréquence et de gravité.

La solution de ce problème appartient à l'avenir. La mé-decine, à qui elle incombe, ne peut marcher dans cette voie qu'à la suite de l'anthropologie.

Elle a dû attendre que celle-ci, débarrassée de ses pre-miers langes, eût au préalable établi avec une précision suffisante les caractères fondamentaux des races et leur ré-partition à la surface du globe. Les analogies et les dissem-blances physiques des groupes humains une fois bien con-nues, on peut espérer arriver à établir de même leurs ana-logies et leurs dissemblances pathologiques.

Déjà de toute part on étudie la morbidité, la mortalité, la natalité, etc., des nations les plus civilisées. Quoique les chiffres portent sur l'ensemble des habitants de ces pays, sans distinction des races auxquelles ils appartiennent, on peut cependant, connaissant l'élément ethnique prédomi-nant d'un pays, en comparant les résultats avec ceux obtenus dans les pays où prédominent d'autres éléments, établir avec

ces données générales les facteurs démographiques d'une
race et approximativement ses aptitudes morbides.

Mais pour arriver à la précision voulue sur ce dernier point,
il faut de longues et minutieuses recherches, entreprises
simultanément par un grand nombre de médecins; ils auront
à dresser des statistiques où les principaux caractères ethniques des malades seront exactement notés, au-dessous de
l'espèce morbide. La médecine, je le répète, a grand intérêt
à ces recherches, qui permettront d'élucider un jour bien des
points de doctrine controversés, dont la plupart sont accep-
tés par tradition et par routine plutôt que par conviction
scientifique.

C'est pénétré de l'importance que prendront un jour les
études de ce genre et pour en inspirer le goût à la généra-
tion qui vient, que je vous demande la permission de vous
exposer quelques données sur l'ethnographie et sur le mouvement démographique de la population lyonnaise; chapitre que vous voudrez bien considérer comme une Introduction à la tâche que vous m'avez fait l'honneur de me confier,
en me chargeant du *Rapport des maladies régnantes*.

ESSAI

D'ETHNOGRAPHIE ET DE DÉMOGRAPHIE LYONNAISES

CHAPITRE I.

ÉTUDE RÉSUMÉE DE L'ETHNOGRAPHIE DE LA POPULATION DE LA VILLE DE LYON.

Il paraît impossible à première vue de réunir un ensemble de caractères ethniques représentant un type propre à la population lyonnaise, tant furent multiples et divers les éléments qui ont concouru à la former dans le cours des âges.

Lyon, en effet, par sa situation géographique à la jonction des vallées du Rhône et de la Saône est un carrefour où, de tout temps, vinrent aboutir et se fondre un grand nombre de peuplades diverses, mêmes des plus lointaines. Parties de différents points, de la Gaule cisalpine, du sud de la Germanie, de l'Helvétie, du plateau central ou des bords de la Méditerranée, elles affluaient les unes et les autres dans cette ville, soit pour commercer et s'y fixer, soit pour pénétrer de là au cœur des Gaules, en contournant, par la vallée de la Saône, les obstacles du Jura et des Cévennes.

Cette situation privilégiée lui valut de bonne heure une importance commerciale considérable, et dès le principe elle fut, comme elle l'est aujourd'hui, un centre d'attraction pour les nombreuses tribus établies autour de son territoire. Voyageurs, commerçants, colons, conquérants, mêlèrent leur sang à celui des Gaulois et contribuèrent ainsi à former une population hétérogène, qui résulte du mélange et de l'influence réciproques des races diverses auxquelles ils appartenaient. On peut cependant chercher à discerner quelle a été la part de l'influence ethnique des peuples qui, par migration pacifique ou par voie de conquête, ont successivement occupé ou traversé notre territoire.

Les premiers habitants de notre région appartenaient probablement à la race de Cro-Magnon (1), dont on a retrouvé les vestiges tout autour et à peu de distance de notre ville : à Bethenas (Isère), à La Mère-Grand et à Solutré (Saône-et-Loire). Quoique cette race, au dire de Hamy et de Quatrefages, paraisse s'être perpétuée jusqu'à nos jours, nous ne la mentionnons que pour mémoire ; elle ne doit avoir que de bien rares représentants. Elle fut subjuguée, détruite ou absorbée par les Celtes, premier peuple dont l'histoire de notre patrie fasse mention, et que les Romains y trouvèrent établis quand ils foulèrent pour la première fois le sol gaulois (2).

Longtemps avant les Romains, les plus hardis navigateurs de l'antiquité partis de Tyr et de Carthage avaient remonté

---

(1) Chantre, *Et. paléo-ethnol. dans le nord du Dauphiné et les environs de Lyon.* (Lyon, 1867.)

(2) Lagneau, Article ANTHROPOLOGIE (France) in *Dict. encyc. des sc. méd.*, tomes IV et V, 2ᵉ série. C'est à l'article magistral de M. Lagneau, si exubérant d'érudition, si clair dans son exposition, que j'ai emprunté les renseignements généraux concernant les mouvements des peuples et les caractères des races. J'ai également consulté avec fruit les *Peuples de France* (par Duboisjolin), Henri Martin, A. Thierry, Élisée Reclus, Duruy, et une partie de la *Petite bibliothèque ethnographique,* en cours de publication.

la vallée du Rhône et de la Saône et fondé plusieurs stations commerciales le long de ces fleuves. Les Phéniciens furent, en effet, les premiers représentants d'une race étrangère qui mêlèrent leur sang à celui des Celtes établis dans notre région. Il est à présumer que l'importance de la position géographique du Rhône et de la Saône n'échappa pas au génie colonial de ces vaillants explorateurs ; mais on ne peut faire à ce sujet que des conjectures.

Plus tard, ils furent supplantés par les Grecs qui s'emparèrent de tous leurs établissements coloniaux. On prétend que des Rhodiens conduits par Momorus vinrent, 220 ans avant J.-C., se fixer au confluent du Rhône et de la Saône. Quoi qu'il en soit de ce dernier fait historique, il est certain que les Grecs avaient pénétré sur notre territoire et s'y étaient installés bien avant les Romains.

Ces deux éléments ethniques, Sémites et Pélasges, n'ont pas eu d'influence appréciable sur la constitution physique de la population de notre ville. Les Phéniciens étaient en nombre trop faible ; ils furent rapidement absorbés par les aborigènes.

Les Grecs, il est vrai, se maintinrent plus longtemps et en plus grand nombre sur le sol lyonnais, où ils se livraient à un commerce très actif avec les Séquanes et les Édues. L'occupation romaine, par la sécurité plus grande qu'elle apporta sur les bords du Rhône, ne fit qu'accroître la prospérité de leur colonie. On dit qu'ils s'étaient fixés principalement sur le flanc et au pied du promontoire de la Croix-Rousse. Malgré leur nombre, malgré la prospérité de leur établissement, ils n'ont eu aucune action sensible sur la conformation physique de la population de Lugdunum, tandis qu'ils ont laissé des traces profondes de leur séjour dans certaines parties de la Provence, où l'on rencontre assez fréquemment, dit-on, le type grec, chez les femmes surtout. Peut-être ce type se fût-il maintenu de même parmi nous, sans les effroyables événements dont Lyon a été le théâtre à plusieurs reprises et qui eurent pour résultat de faire disparaître ou d'anéantir l'élément grec. Lugdunum, le premier et le plus actif foyer de la propagation du christianisme dans les Gaules, dut à cette cause d'être en butte, plus que les autres villes, à toute la fureur de la persécution romaine. Les Grecs avaient embrassé la nouvelle foi avec d'autant plus d'empressement, sans doute, qu'elle leur était enseignée dans la langue de leur patrie par des apôtres venus de l'Orient. Beaucoup des martyrs lyonnais de la première persécution, comme Epagate, Epipode, Alexandre, Attale, Bibliade, etc., portent des noms qui ne laissent aucun doute sur leur origine. Ceux qui échappèrent cette fois furent anéantis plus tard dans le terrible massacre ordonné par Septime Sévère. Nous allons voir que pour des raisons analogues l'élément romain, infiniment plus nombreux et plus puissant que l'élément hellénique, n'a pas eu plus d'influence que lui sur la constitution de notre race.

On ignore quelle était l'importance de la population de Condate, à l'arrivée de Munatius Plancus. Était-ce une simple bourgade celtique? Était-ce déjà, comme nous l'avons dit, un centre de commerce actif et prospère fondé par les Rhodiens? Dans ce cas, par quel étrange oubli Jules César n'en fit-il aucune mention dans ses *Commentaires*, lui qui livra tout près d'ici, à Sathonay (1), une grande bataille aux Helvètes ?

Il est à présumer que le chiffre de la population primitive était peu considérable et que le bourg tirait son importance de son commerce et de sa situation géographique beaucoup plus que du nombre de ses habitants. D'ailleurs le territoire sur lequel il était bâti, traversé dans ce temps-là par plusieurs confluents secondaires, formait des îles marécageuses dont la surface habitable était très réduite.

Quoi qu'il en soit, Munatius Plancus jeta brusquement sur la colline de Fourvières un fort contingent de Romains ou de Gallo-Ramains, qu'il accrut bientôt par l'envoi en masse d'un grand nombre de colons latins. On peut donc se

(1) Duruy, *Histoire des Romains.*

représenter la première population historique de notre ville de la façon suivante : dans la presqu'île une bourgade composée de Celtes et de Grecs, numériquement peu importante ; sur la colline l'*Oppidum*, presque uniquement composé de familles romaines, dont le nombre, déjà bien supérieur à celui des habitants de la ville basse, allait grandir de jour en jour, à mesure que s'affermissait la domination du vainqueur.

Dans la première phase de son histoire Lugdunum fut l'objet de toutes les faveurs de l'Empire. Auguste augmenta par de nombreux envois d'émigrants la colonie de Plancus et il en fit le centre de l'administration romaine dans la Gaule chevelue. C'était, dit Duruy, une ville toute romaine, c'était la seconde capitale de l'Empire. Les routes tracées par Agrippa qui la faisaient communiquer à travers les Gaules avec toutes les mers qui baignent les côtes de notre patrie, celles qui, passant par le Grand et le Petit-Saint-Bernard, la mettaient à quelques journées de marche de l'Italie, accrurent tellement son commerce et sa prospérité, que l'heureuse ville put prendre le surnom de *Copia*, l'abondance.

L'histoire, la tradition, l'archéologie, tout démontre l'importance numérique des Romains établis dans notre ville. La capitale des Ségusiaves, la métropole de la Celtique n'était en réalité qu'un lointain faubourg de Rome, où naquirent Germanicus et l'empereur Claude. « Depuis la conquête « de la Celtique, je cite encore Duruy, la sécurité dont on « jouissait aux bords du Rhône et le voisinage de la nouvelle « province à exploiter y avaient attiré une foule de spécu-« lateurs.....

« Lyon était admirablement situé pour devenir la plus « grande des cités transalpines. Sans passé, sans souvenirs, « sans liens patriotiques avec les nations chevelues, il allait « recevoir et répandre sur la Gaule l'esprit de Rome. »

Quand on se reporte par la pensée à cette période de splendeur, on est naturellement enclin à admettre que l'élément latin a dû laisser des traces ineffaçables dans notre population et lui imprimer profondément ses principaux caractères. Il n'en est rien. Si son influence a été immense au point de vue politique et social, elle fut à peu près nulle au point de vue ethnique.

Lyon, sous ce rapport, n'est pas à comparer avec les autres villes de la Narbonnaise, dont les habitants ont beaucoup mieux gardé l'empreinte du contact des Romains ; de même aussi qu'elles ont conservé de plus nombreux et de plus intacts vestiges des monuments de leur ancienne civilisation. Si, chez quelques-uns de nos concitoyens présentant un crâne volumineux, cuboïde, légèrement aplati sur le sommet, un front large, mais peu élevé, un nez fort, droit ou aquilin, un menton court et arrondi ; si, dis-je, nous pouvons reconnaître à ces caractères les traits de la matrone romaine ou des effigies impériales, ces types sont bien clair-semés et beaucoup plus rares à Lyon qu'à Nîmes, qu'à Arles et que dans toute la Provence.

Comment se fit-il que la population de notre ville, toute romaine à son origine, perdit si complètement dans la suite des temps les caractères de la race latine ? C'est que Lugdunum eut à subir maintes fois d'effroyables catastrophes, qui contribuèrent à ruiner et à décimer ses premiers habitants. Les désastres qui eurent lieu pendant la toute-puissance de l'Empire furent vite réparés : les gens de Lugdunum n'avaient qu'à faire appel à leurs amis et à leurs parents de Rome pour être secourus. Ainsi, après le terrible incendie qui, sous Néron, dévora la ville entière, Lyon sortit bientôt de ses cendres plus superbe et plus prospère qu'avant.

Mais quand l'Empire fut ébranlé dans ses fondements, Rome n'eut plus ni le pouvoir ni l'envie de secourir sa sœur celtique. Dès lors, à chaque bouleversement nouveau, l'élément latin, qui vivait surtout de la prospérité de la colonie, tendit à décroître. Les anciennes familles ruinées, découragées, s'éteignirent ou se dispersèrent, en laissant des vides qui n'étaient plus comblés par l'immigration. La colonie, en effet, cessant d'être riche et florissante, cessa d'attirer le courant d'émigrants que poussent d'ordinaire l'espoir de la fortune et l'appât des places. Ce dernier stimulant fit lui-même défaut, car les Gaulois soumis et fidèles, assimilés à

leurs conquérants, remplirent peu à peu la plupart des char-
ges publiques pour le compte de la métropole.

Aussi quand Septime Sévère fit raser la ville qui avait
pris fait et cause pour son rival, ce fut la ruine suprême de
l'élément latin établi à Lugdunum. « Tous ceux qui avaient
aidé Albin payèrent de leur tête ou de leur fortune la faute
de n'avoir pas su prévoir quel serait le vainqueur (1). » Non
content de livrer la ville aux flammes, il en fit égorger tous
les habitants. Saint Irénée et 18,000 chrétiens périrent dans
ces massacres.

A dater de ce moment, Lyon, abandonné par les empe-
reurs, reste au rang de simple municipe. Dès lors, l'élément
indigène, devenu prépondérant par le nombre, absorba le peu
qui restait de la race conquérante.

Cela nous explique comment, malgré les origines de notre
cité, Rome nous a légué sa langue et sa civilisation, sans
contribuer à la formation de notre race. Ce serait une erreur
de croire que du sang latin coule dans nos veines. Bien
avant la fin de l'occupation romaine le sol lyonnais avait été
restitué à ses anciens possesseurs. J'ajouterai, pour terminer
cette digression sur l'influence de l'élément latin, que la po-
population de l'Italie, au moment de la fondation de Lugdunum, était déjà très hétérogène. Elle comptait des Celtes,
des Galates, des Ligures, des Ombriens, etc., appartenant
aux mêmes races que ceux établis dans la Gaule transalpine.
Quand les représentants de ces peuples vinrent se fixer chez
nous comme colons, comme vétérans, comme administra-
teurs, ils n'eurent aucune peine à se fondre dans la population indigène.

Quels étaient donc, en dehors des Romains, les éléments
qui formaient la population de Lugdunum, soit à son origine,
soit plus tard ? Dès sa fondation, cette ville devint un centre d'attraction pour les peuples habitant les campagnes
environnantes, comme cela se passe encore de nos jours. Les
Ségusiaves (Lyonnais et Forez), les *Ambarres* (Bugey), les

____

(1) Duruy, *Hist. des Romains.*

Eduens (Bourgogne), les *Séquanes* (Franche-Comté), les *Arvernes* (Auvergne), les *Allobroges* (Savoie et Dauphiné) formèrent la grande majorité de la population, établie en dehors de l'*Oppidum*, sur la presqu'île et sur la colline de Saint-Sébastien (1). Des foires très-importantes et l'activité commerciale de la ville étendaient le courant d'immigration jusqu'au - delà des Alpes. Des Helvètes et des Cisalpins affluaient dans notre ville, comme y viennent encore de nos jours les Suisses et les Piémontais.

Tous les peuples que je viens de mentionner étaient de la même race, c'étaient des Celtes brachycéphales aux cheveux châtain foncé, dont nous rappellerons plus loin les principaux caractères anthropologiques. Il s'y mêlait toutefois un certain nombre d'individus dolichocéphales, à la haute stature et à cheveux blonds : c'étaient des Gaulois blonds ou Galates venus de la Cisalpine ou appartenant à la nation des Allobroges, qui en était partiellement composée.

Un troisième élément ethnique lui venait du Midi, avec lequel Lugdunum entretenait d'actifs échanges. Le commerce se faisait en grande partie par la voie fluviale et la corporation des bateliers lyonnais était si puissante que l'amphithéâtre de Nîmes leur réservait quarante places à chaque fête. Il est permis de penser que des relations aussi étroites n'avaient pu s'établir sans attirer dans ses murs un fort contingent d'habitants originaires de la province romaine.

Les types ethniques qui en provenaient étaient variés et en partie différents de ceux que nous venons de mentionner.

(1) Les travaux exécutés, il y a une trentaine d'années, dans le quartier du Jardin-des Plantes, ont mis à découvert une grande quantité de débris et de ruines de constructions romaines. En 1854, on a reconnu, à la montée des Carmélites, l'existence d'une voie romaine, munie de trottoirs, avec une chaussée de quatre mètres de largeur pour les chars. Les traces du passage d'un grand nombre de véhicules se distinguaient parfaitement, puisqu'on remarquait des ornières ayant jusqu'à 15 centimètres de profondeur. Partout où on a eu l'occasion de fouiller le long de cette voie antique, on a trouvé des traces de constructions romaines, ce qui prouve combien la population s'était agglomérée dans ce quartier. (Consulter à ce sujet : *Mélanges historiques sur Lyon*, par Paul Saint-Olive, 1864.)

La population de la Provence depuis plus longtemps et plus
fréquemment en contact avec les étrangers était, en effet,
très hétérogène. On y trouvait des Grecs, des Latins, des
Celtes, mais surtout des Ligures.

Ces derniers, de beaucoup les plus anciens et les plus nombreux, occupaient primitivement tout le bassin du Rhône.
Ils furent refoulés par les Celtes à l'est, le long de la chaîne
des Alpes, et au midi vers le littoral de la Méditerranée.
Ils cédèrent aux envahisseurs toute la plaine jusqu'au-dessous
d'Avignon, mais ils parvinrent à se maintenir dans les régions montagneuses bien plus au nord, et continuèrent à
occuper le bas Valais, le Chablais et la Tarentaise (1).

Ils étaient caractérisés par la coloration brune de la peau,
des cheveux et des yeux et par la forme arrondie de la tête,
ils étaient brachycéphales. En venant s'établir à Lyon, ils
ajoutèrent un troisième type, le type brun, aux deux autres
que nous avons déjà signalés. D'ailleurs, tous les peuples de
la province, quoique d'origine diverse, étaient de couleur
foncée. Les Ligures sont entrés pour une part importante,
nous le prouverons, dans la formation de la population lyonnaise et beaucoup de nos compatriotes ont gardé plus ou
moins intact leur type ancestral.

En résumé, à la fin de l'époque romaine, avant l'invasion
des Barbares, la population lyonnaise était formée en grande
majorité par des Celtes, en seconde ligne par des Ligures
auxquels s'adjoignaient quelques Grecs et quelques Romains;
tous ces éléments étaient châtain ou noir foncé, sous-brachycéphales ou brachycéphales. Enfin, elle comprenait en
troisième lieu un petit nombre de Galates, dolichocéphales
et blonds, qui venaient du pays des Allobroges ou de la
haute Italie.

Ce type blond, alors en très faible minorité, va bientôt acquérir une importance plus grande à la suite de l'invasion
des Burgundes. Ces barbares étaient d'un aspect bien différent de celui des Celtes et des Ligures et présentaient les

____

(1) Lagneau, *loc. cit.*

caractères anthropologiques des Germains. Ils avaient les cheveux blonds ou roux, des yeux bleus, une peau remarquablement blanche. Ils possédaient une très grande force, et leur taille gigantesque, que Sidoine Appolinaire dit égaler 7 pieds (2 m. 07), faisait l'étonnement des Gallo-Romains. Ils se répandirent dans la vallée de la Saône et du Rhône et s'emparèrent de Lugdunum, dont ils firent plus tard la capitale de leur royaume.

« De toutes les invasions, celle des Burgundes fut la moins cruelle. Ce n'était point une population purement guerrière, une horde ne vivant que de pillage ; un grand nombre d'entre eux exerçaient quelque métier ; ils se fixèrent plus rapidement au sol que les autres Germains, maltraitèrent moins les populations qu'ils s'assujétirent et tendirent plus rapidement à se confondre avec elles (1).

« Ils étaient barbares encore, mais ils avaient vu de près et depuis longtemps la société romaine. Nombre d'entre eux étaient venus travailler dans les cités gauloises, et lorsque l'invasion les jeta sur la Gaule, ils prirent sans violence les deux tiers des terres et le tiers des esclaves, mais n'eurent pour les Gallo-Romains restés au milieu d'eux ni dédain superbe, ni blessante insolence (2). »

Les auteurs s'accordent à dire, en effet, qu'ils étaient doux et débonnaires, quoique d'humeur belliqueuse, et qu'ils se mêlèrent très rapidement aux habitants des pays envahis. Établis sur notre territoire, ils eurent assurément une influence ethnique sur la population châtain ou brune qui formait alors la population de la ville de Lyon. Toutefois ils sont loin d'en avoir modifié le type aussi profondément qu'ils l'ont fait dans la Bourgogne et dans la Franche-Comté ; nous reviendrons plus loin sur ce sujet.

Le royaume des Burgundes fut absorbé par les Francs. Ceux-ci n'eurent cependant que peu d'influence ethnique

(1) *Les invasions germaniques en France*, par M. G. C. Heinrich. Josserand, lib. édit. 1871.
(2) Duruy, *Hist. de France.*

dans nos régions ; elle fut surtout marquée dans les pays situés au nord de la Loire où ils se fixèrent principalement. D'ailleurs, elle n'aurait pu se produire qu'en renforçant l'élément germanique introduit par les Burgundes, sur lequel nous avons suffisamment insisté pour ne pas y revenir.

Au VIIIe siècle, la race sémitique fait une nouvelle apparition dans notre contrée avec les Sarrasins qui remontent le bassin du Rhône et de la Saône, dévastent la Bourgogne, mettent à sac les couvents de l'Ile-Barbe et s'emparent de notre ville. Leurs incursions, plusieurs fois répétées, sont restées sans effet sur l'ethnographie lyonnaise. Il n'en serait pas de même dans diverses localités des départements de l'Ain et de Saône-et-Loire, où se retrouveraient encore de leurs descendants, comme à Seillonas, Benonce, Ordonnas, dans le Bugey, et à Huchizy, Boz, Ozan dans le Mâconnais.

Depuis les Maures, Lyon n'a plus eu à supporter l'invasion de peuples étrangers. L'ère des migrations en masse a cessé pour cette partie de la France. A l'action brutale de l'invasion a succédé l'immigration pacifique dont le courant principal est toujours venu de la Suisse et surtout de l'Italie du nord.

A maintes reprises, des Turinois, des Milanais, des Florentins affluèrent dans notre ville, où ils exercèrent une grande influence sur son état social et sur son commerce, en y apportant l'industrie de la soie qui devait être la principale source de sa prospérité, et en y introduisant un luxe jusqu'alors inconnu. C'est, en effet, de l'époque où de riches Florentins exilés par les Médicis vinrent se fixer à Lyon, que datent les premières belles constructions de nos anciennes rues.

Les noms des Pazzi, des Gadagne, des Mascrani, des Turquetti, des Ottavio Mei, etc., restés populaires dans le souvenir des Lyonnais, témoignent de l'importance qu'avait acquise la colonie italienne. Mais elle tirait son importance de son opulence et de ses richesses bien plus que du nombre des émigrés ; aussi fut-elle, malgré tout, sans aucune influence sur la constitution physique de notre **race**.

Enfin, pour terminer la revue rétrospective des divers éléments qui ont concouru à former la population lyonnaise, il me reste à mentionner l'action lente et continue de l'immigration étrangère : chaque recensement nouveau témoigne de l'accroissement du nombre des étrangers. Depuis quelques années, le plus fort courant de l'immigration nous vient de la Suisse et de l'Italie ; avant la guerre le nombre des Allemands était assez considérable, mais moitié moindre environ que celui des Suisses et des Italiens.

Il faut remarquer que la plupart de ces étrangers ne se fixent pas définitivement chez nous, qu'ils s'allient entre eux, qu'ils ont peu de tendance à se mêler à notre sang, et qu'ils constituent des éléments ethniques variés, simplement juxtaposés à ceux qui forment la population indigène.

CARACTÈRES ETHNIQUES DE LA POPULATION LYONNAISE.

Trois éléments principaux ont concouru à la formation de notre race ; les Celtes, les Ligures, les Germains représentés surtout par les Burgundes. Les autres éléments, ainsi que nous l'avons exposé, ont pris un rôle très secondaire et n'ont pu imprimer leurs caractères à la population lyonnaise. Il nous reste à étudier les particularités ethniques, qui sont le résultat de la fusion intime de ces trois races, dont je vais rappeler brièvement les traits les plus essentiels.

Les Celtes aux yeux gris clair, aux cheveux lisses, plats, non bouclés, blonds ou châtain clair dans l'enfance, bruns ou châtain foncé dans l'âge adulte, avaient la peau ni trop blanche, ni basanée, et le visage frais et coloré.

Leur taille peu élevée, leur thorax court, large, bombé en avant, avec des épaules horizontales, leur donnaient un aspect trapu. Enfin ils avaient un crâne arrondi du type sous-brachycéphale.

Les Ligures, de taille un peu plus élevée, de formes plus sveltes, plus souples, plus élégantes avec des épaules déclives avaient un crâne plus arrondi et nettement brachycéphale. Leurs yeux, grands, vifs, à iris d'un brun foncé, leur

teint mat et basané, leur chevelure raide, frisée ou bou-
clée, très noire chez l'adulte, achevaient de leur donner
une physionomie bien différente de celle des Celtes.

Quant aux Burgundes ils en étaient plus différents. Ils
avaient des yeux bleus, des cheveux blond pâle, jaunes ou
roux, une peau remarquable par sa blancheur, une stature
très élevée avec des membres volumineux, aux extrémi-
tés puissantes. Le thorax, élargi transversalement, plutôt
aplati d'avant en arrière, était très développé verticalement.
Ils étaient plus élancés que les Celtes, mais les faibles incur-
vations de leur colonne vertébrale leur donnaient une démar-
che raide bien différente de la souplesse et de l'élégance des
Ligures. Ajoutons comme dernier caractère important qu'ils
avaient un crâne allongé d'avant en arrière, qu'ils étaient
dolichocéphales.

Assurément on retrouve parmi nos compatriotes plus d'un
représentant des types que je viens de décrire ; mais si on
considère l'ensemble de la population, on voit qu'il y a eu
fusion assez complète des races et que la fusion s'est
faite surtout aux dépens de la race burgunde, dont le type
pur a disparu, ainsi que nous en donnerons la preuve à propos de l'indice céphalique ; mais il a disparu en marquant
son influence sur l'élévation de la taille et sur la coloration.

Le type burgunde s'est atténué par des croisements plus
fréquents avec les races petites, dont les représentants
étaient plus nombreux au moment de son introduction. Ces
croisements ont eu pour résultat de restreindre les proportions de tailles extrêmes en augmentant les proportions de
tailles intermédiaires.

Le département du Rhône occupe le 22ᵉ rang pour les
exemptions par défaut de taille. La proportion y est de 52
pour 1,000, tandis qu'elle s'élève à 167 et 174 pour les départements de la Corrèze et de la Haute-Vienne qui fer-
ment la liste et qui sont peuplés de Celtes.

En ne tenant compte que de la population urbaine, le chiffre des exemptions pour défaut de taille monte à 64,36 pour
1,000, ce qui classerait notre ville au 43ᵉ rang par rapport à

l'ensemble des départements ; mais il serait bien plus élevé si la comparaison était faite de ville à ville, car on sait que l'habitat urbain a pour effet de diminuer la hauteur de la taille, surtout dans les villes manufacturières.

Le département du Rhône, sur 10,000 conscrits, fournit 1,015 recrues, ayant la taille de 1 m. 732 requise pour les régiments de cuirassiers, et sous ce rapport il est placé au dix-huitième rang parmi les départements français. Je ne connais pas la proportion de cet ordre de recrues appartenant à la population urbaine, mais je crois savoir qu'elle est relativement assez forte.

Quoi qu'il en soit, il est certain que le niveau de la taille est assez élevé comparativement à l'ensemble du reste de la France et il est beaucoup plus élevé que dans le Centre, dans la Bretagne, dans le Midi, c'est-à-dire que dans les régions peuplées principalement de Celtes, de Ligures et d'Aquitains.

C'est donc à l'élément burgunde que nous sommes redevables de cette particularité ethnique. Chez nous, il a perdu, au contact des Celtes et des Ligures, sa stature gigantesque, pendant que de leur côté les Celtes et les Ligures atteignaient peu à peu une moyenne plus élevée.

L'influence burgunde s'est manifestée aussi sur la coloration de la peau, des cheveux et des yeux. Le croisement des races a produit la formation de nombreuses teintes intermédiaires. Les couleurs extrêmes, telles que le noir des Ligures et le blond ou le roux du Germain, sont en minorité et la moyenne de la population est plutôt châtain ou châtain foncé. Mais on reconnaît bien le mélange des races à la discordance des caractères anthropologiques, que présentent un grand nombre de personnes.

On voit, par exemple, des individus de petite taille, trapus comme des Celtes, présenter la teinte de la peau, des cheveux et des iris, qui appartient à la race burgunde ; inversement des sujets de haute stature, qui devraient être blonds ou roux, sont châtain foncé comme des Celtes ou bruns comme des Ligures.

Quant à la proportion relative des sujets, considérés au point de vue de la coloration, je ne puis rien préciser, n'ayant pas eu l'occasion de dresser une statistique exacte. On peut dire d'une façon générale que les éléments foncés, châtain ou brun, l'emportent de beaucoup sur l'élément blond. Il y a eu prédominance manifeste du sang celtique ou ligurien sur le sang germain. Je puis en donner la preuve, en ce qui concerne un caractère ethnique des plus importants, je veux parler de la forme de la tête ou de l'indice céphalique.

C'est un fait bien connu des chapeliers de notre ville, que la forme la plus fréquente du tour de tête de leurs clients lyonnais est un ovale assez régulier et peu allongé, tandis qu'elle est extrêmement variable pour leurs clients étrangers à la ville. Ils emploient, comme on le sait, une espèce de cyrtomètre, appelé conformateur, qui trace sur le papier la forme, les contours, les dimensions très exactement réduites du tour de tête. Je me suis adressé à un chapelier, Lyonnais de naissance, et qui, connaissant très bien la plupart de ses clients, a pu me fournir des indications précises sur leur lieu d'origine. Beaucoup sont ses amis d'enfance ou des camarades d'école, nés dans le quartier qu'il a toujours habité. Il a mis très obligeamment à ma disposition sa collection de cartons de conformateur et après avoir vérifié avec soin le rapport existant entre les dimensions des cartons et celles du tour de tête vrai, j'ai pu calculer l'indice céphalique, c'est-à-dire le rapport du diamètre transversal au diamètre antéro-postérieur.

J'ai opéré ainsi le relevé de 274 têtes du sexe masculin, que j'ai divisées en trois catégories suivant l'origine présumée ou connue des sujets.

La première catégorie comprend 115 Lyonnais avérés, ou tout au moins nés à Lyon et connus comme tels par le chapelier.

La deuxième renferme 79 sujets, dont l'origine est indéterminée. Ce sont des gens fixés à Lyon, beaucoup d'entre eux sont très probablement Lyonnais ou des environs de la ville.

<table>
<tr><th colspan="6">LYONNAIS AVÉRÉS
Indice céphalique moyen : 86.12.</th><th colspan="2">HABITANTS
dont l'origine est
tain nombre d'entre
Moyenne du</th></tr>
<tr><th>Dolichocé-phales.</th><th>Sous-doli-chocéphal.</th><th>Mésaticé-phales.</th><th>Sous-bra-chycéphal.</th><th colspan="2">Brachycéphales.</th><th>Dolichocé-phales.</th><th>Sous-doli-cho-céphal.</th></tr>
<tr><td>0</td><td>0</td><td>80.00</td><td>82.83</td><td>85.40</td><td>85.07</td><td>0</td><td>77.00</td></tr>
<tr><td></td><td></td><td>80.00</td><td>82.91</td><td>83.74</td><td>90.06</td><td></td><td></td></tr>
<tr><td></td><td></td><td>82.17</td><td>83.14</td><td>83.92</td><td>86.73</td><td></td><td></td></tr>
<tr><td></td><td></td><td>81.00</td><td>82.20</td><td>90.81</td><td>86.60</td><td></td><td></td></tr>
<tr><td></td><td></td><td>81.91</td><td>82.74</td><td>86.36</td><td>86.94</td><td></td><td></td></tr>
<tr><td></td><td></td><td>78.44</td><td>81.26</td><td>86.36</td><td>86.70</td><td></td><td></td></tr>
<tr><td></td><td></td><td></td><td>80.90</td><td>88.59</td><td>87.10</td><td></td><td></td></tr>
<tr><td></td><td></td><td>80.58</td><td>81.27</td><td>85.18</td><td>85.56</td><td></td><td></td></tr>
<tr><td></td><td></td><td></td><td>80.66</td><td>87.00</td><td>86.20</td><td></td><td></td></tr>
<tr><td></td><td></td><td></td><td>81.12</td><td>83.33</td><td>87.80</td><td></td><td></td></tr>
<tr><td></td><td></td><td></td><td>82.80</td><td>84.30</td><td>84.26</td><td></td><td></td></tr>
<tr><td></td><td></td><td></td><td>82.09</td><td>86.38</td><td>84.73</td><td></td><td></td></tr>
<tr><td></td><td></td><td></td><td>80.32</td><td>84.00</td><td>84.71</td><td></td><td></td></tr>
<tr><td></td><td></td><td></td><td>81.28</td><td>84.73</td><td>91.26</td><td></td><td></td></tr>
<tr><td></td><td></td><td></td><td>83.25</td><td>85.86</td><td>84.20</td><td></td><td></td></tr>
<tr><td></td><td></td><td></td><td>82.10</td><td>83.92</td><td>88.83</td><td></td><td></td></tr>
<tr><td></td><td></td><td></td><td>83.08</td><td>84.50</td><td>84.42</td><td></td><td></td></tr>
<tr><td></td><td></td><td></td><td>82.54</td><td>89.18</td><td>89.25</td><td></td><td></td></tr>
<tr><td></td><td></td><td></td><td>83.26</td><td>88.42</td><td>84.57</td><td></td><td></td></tr>
<tr><td></td><td></td><td></td><td></td><td>86.53</td><td>85.34</td><td></td><td></td></tr>
<tr><td></td><td></td><td></td><td>82.09</td><td>85.57</td><td>87.36</td><td></td><td></td></tr>
<tr><td></td><td></td><td></td><td></td><td>87.76</td><td>87.36</td><td></td><td></td></tr>
<tr><td></td><td></td><td></td><td></td><td>83.86</td><td>83.86</td><td></td><td></td></tr>
<tr><td></td><td></td><td></td><td></td><td>90.16</td><td>85.26</td><td></td><td></td></tr>
<tr><td></td><td></td><td></td><td></td><td>87.79</td><td>85.42</td><td></td><td></td></tr>
<tr><td></td><td></td><td></td><td></td><td>89.13</td><td>83.25</td><td></td><td></td></tr>
<tr><td></td><td></td><td></td><td></td><td>83.70</td><td>86.84</td><td></td><td></td></tr>
<tr><td></td><td></td><td></td><td></td><td>83.96</td><td>85.57</td><td></td><td></td></tr>
<tr><td></td><td></td><td></td><td></td><td>88.59</td><td>94.02</td><td></td><td></td></tr>
<tr><td></td><td></td><td></td><td></td><td>86.80</td><td>87.18</td><td></td><td></td></tr>
<tr><td></td><td></td><td></td><td></td><td>86.84</td><td>85.94</td><td></td><td></td></tr>
<tr><td></td><td></td><td></td><td></td><td>85.20</td><td>88.38</td><td></td><td></td></tr>
<tr><td></td><td></td><td></td><td></td><td>86.77</td><td>87.04</td><td></td><td></td></tr>
<tr><td></td><td></td><td></td><td></td><td>90.16</td><td>92.90</td><td></td><td></td></tr>
<tr><td></td><td></td><td></td><td></td><td>87.92</td><td>85.35</td><td></td><td></td></tr>
<tr><td></td><td></td><td></td><td></td><td>87.37</td><td>87.44</td><td></td><td></td></tr>
<tr><td></td><td></td><td></td><td></td><td>85.00</td><td>85.42</td><td></td><td></td></tr>
<tr><td></td><td></td><td></td><td></td><td>83.34</td><td>88.54</td><td></td><td></td></tr>
<tr><td></td><td></td><td></td><td></td><td>84.21</td><td>84.62</td><td></td><td></td></tr>
<tr><td></td><td></td><td></td><td></td><td>90.15</td><td>84.73</td><td></td><td></td></tr>
<tr><td></td><td></td><td></td><td></td><td>83.42</td><td>84.30</td><td></td><td></td></tr>
<tr><td></td><td></td><td></td><td></td><td>88.38</td><td>83.83</td><td></td><td></td></tr>
<tr><td></td><td></td><td></td><td></td><td>84.57</td><td>86.34</td><td></td><td></td></tr>
<tr><td></td><td></td><td></td><td></td><td>85.15</td><td>83.84</td><td></td><td></td></tr>
<tr><td></td><td></td><td></td><td></td><td>85.72</td><td></td><td></td><td></td></tr>
<tr><td></td><td></td><td></td><td></td><td>83.50</td><td>86.12</td><td></td><td></td></tr>
</table>

Ensemble de la population : 274 { Dolichocéphale........ 10
Sous-dolichocéphales... 13
Mésaticéphales 29
Sous-brachycéphales.... 78
Brachycéphales........ 144

DE LYON			HABITANTS DE LYON				

DE LYON
inconnue, douteuse. Un cer-
eux peuvent être Lyonnais.
groupe : 83.24.

HABITANTS DE LYON
Étrangers à la ville, venus de divers départem.
ou de l'étranger, ayant un nom étranger.
Moyenne du total du groupe : 80.25
Moyenne du groupe sans les dolich. et les sous-dolich. : 82.56

Mésaticéphales.	Sous-brachycéphal.	Brachycéphales.	Dolichocéphales.	Sous-dolichocéphal.	Mésaticéphales.	Sous-brachycéphal.	Brachycéphales.
79.60	80.60	84.32	58.91	76.60	80.40	83.20	89.79
79.51	82.23	84.41	67.46	77.10	79.29	80.32	84.66
78.61	80.40	85.45	72.60	76.88	78.20	82.80	91.58
77.16	82.05	85.48	74.76	76.51	79.54	80.62	87.64
78.57	80.40	84.00	74.87	77.56	80.00	83.08	87.30
79.31	83.17	87.63	73.81	75.73	79.69	80.29	96.37
	80.19	89.45	73.34	77.40	78.93	82.23	86.17
78.80	82.45	83.42	72 58	75.48	79.27	81.86	84.57
	82.23	84.34	71.25	76.90	78 39	80.20	92.90
	80.10	87.50	72.15	75.25	78.24	80.10	84.00
	82.63	84.54		77.75	78.39	82.10	83.74
	82.38	83.90	71.17	76.92	79.36	81.73	86.36
	82.99	84.77			79.71	82.81	85.86
	81.64	84.25		76.66	79.31	80.83	87.24
	82.47	84.58			78.08	81.50	83.94
	82.32	85.64			79.03	82.69	88.59
	80.86	86.03			79.12	83.33	88.45
	82.47	88.23				81.25	
	81.27	88.89			79.11	82.07	87.24
	80.98	85.87				80.41	
	80.40	83.85				80.88	
	80.36	86.87				80.73	
	80.29	85.07				82.84	
	82.38	89.64				82.50	
	80.32	83.51					
	82.20	86.01				81.68	
	82.74	84.62					
	83.16	88.77					
	82.97	84.39					
	80.20	85.94					
	81.09	86.89					
	82.18	83.62					
	82.99	84.18					
	83.28	84.02					
	81.91	83.77					
		85.94					
	81.72	83.84					
		85.69					

Par 1000.. ...	
Dolichocéphales	36.36
Sous-dolichocéphales	47.27
Mésaticéphales	105.43
Sous-brachycéphales	283.63
Brachycéphales	523.63

	Dolichocéphales	Sous-dolichoc.	Mésaticéphales.	Sous-brachyc.	Brachycéphales	Ensemble.
Lyonnais avérés.............	0	0	6	19	90	115
Proportion par 1000.........	0	0	52.17	165.20	782.60	
Habitants de Lyon d'orig. incert.	0	1	6	35	37	79
Proportion par 1000..........	0	12.66	75.95	443.16	468.40	
Habit. de Lyon (départ. et étr.)	10	12	17	24	17	80
Proportion par 1000..........	125	150	212.5	300	150	
Ensemble de la population.....	10	13	29	78	144	274
Proportion par 1000..........	36.36	47.27	105.45	283.6	523.6	

I — Indice moyen des Lyonnais avérés.
Mésaticéphales. 80.58
Sous-brachyc... 82.09
Brachycéphales. 86.12
Indice moyen de l'ensemble...... 85.15
Diam. antéro-postér. moyen. 19.41
Diamètre transversal....... 16.52
Circonférence moyennne ... 55.39

II — Habitants d'origine inconnue
Mésaticéphales.. 78.80
Sous-brachycép. 81.72
Brachycéphales. 85.69
Indice moyen de l'ensemble....... 83.24

III — Étrangers.
Dolichocéphales. 71.17
Sous-dolichocép. 76.66
Mésaticéphales.. 79.11
Sous-brachycép. 81.68
Brachycéphales.. 87.24
Moyenne totale...... 80.25
Moyenne des groupes anal. aux I et II,
c'est-à-dire sans dolich. ni sous-dol. 82.56

En tous cas, ils ne se distinguent des Lyonnais ni par leur accent, ni par leur nom.

La troisième série se compose de 80 sujets, notoirement étrangers à la ville et dont quelques-uns même d'origine non française.

Voici les résultats auxquels je suis arrivé :

La première catégorie, celle des 115 Lyonnais avérés, ne compte ni dolichocéphales, ni sous-dolichocéphales.

Elle contient 6 mésaticéphales avec un indice moyen de 80,58 ; 19 sous-brachycéphales avec une moyenne céphalique de 82,90 et enfin 90 brachycéphales présentant un indice moyen de 86,12.

La deuxième catégorie, celle qui se rapproche le plus de la première par les éléments qui la composent, ne renferme pas de dolichocéphale. Je n'y ai trouvé qu'un sous-dolichocéphale de 77,00. Elle comprend 6 mésaticéphales avec un indice de 78,80 ; 35 sous-brachycéphales (81,72), et 37 brachycéphales (85,69).

La troisième série, renfermant les éléments notoirement étrangers à la ville, compte :

10 dolichocéphales . . . (moyenne = 71,17) ;
12 sous-dolichocéphales.   —   = 76,66) ;
17 mésaticéphales. . . .   —   = 79,11) ;
24 sous-brachycéphales.   —   = 81,68) ;
17 brachycéphales. . . .   —   = 87,26).

Si nous rapportons ces chiffres à 1,000 sujets de chaque groupe, nous trouverons :

I. Pour 1,000 Lyonnais avérés, il y a 52,17 mésaticéphales ; 165,20 sous-brachycéphales, et 782,60 brachycéphales.

II. Pour 1,000 habitants de Lyon d'origine indéterminée, il y a 12,66 sous-dolichocéphales ; 75,95 mésaticéphales ; 443,10 sous-brachycéphales, et 468,40 brachycéphales.

III. Pour 1,000 individus habitant Lyon, mais d'origine étrangère à la ville, il y a : 125 dolichocéphales (au lieu de 0 dans les deux autres séries) ; 150 sous-dolichocéphales (au lieu de 0 pour la première et de 12,66 pour la seconde),

212,5 mésaticéphales; 300 sous-brachycéphales et seulement 150 brachycéphales.

Si on compare entre elles ces trois séries, on voit que la brachycéphalie est la caractéristique de la population lyonnaise, où elle est en proportion quatre ou cinq fois plus forte que la sous-brachycéphalie, et où la dolichocéphalie ne comporte aucun représentant, dans la collection que j'ai examinée du moins.

Plus on s'éloigne de ce premier groupe, plus l'indice céphalique tend à diminuer. Il est déjà moindre dans la deuxième catégorie qui renferme certainement des Lyonnais, et elle est bien moindre encore dans le groupe des étrangers. En effet, si on calcule l'indice moyen de tous les sujets pour chaque groupe, sans distinction de classification, on a pour les Lyonnais avérés 85,15; pour le second groupe, 83,24, et 82,26 pour le troisième.

Enfin, si l'on envisage l'ensemble de la population, sans distinction d'origine, on constate que sur 1,000 individus il y a 36,36 dolichocéphales; 47,27 sous-dolichocéphales; 105,45 mésaticéphales; 283,6 sous-brachycéphales et 523,6 brachycéphales.

Tous les dolichocéphales sont étrangers et viennent des départements éloignés ou des nations voisines, et la plupart des brachycéphales sont originaires de Lyon.

Parmi les tracés que j'ai relevés, il y en a de très remarquables par leur forme, mais je ne puis me laisser entraîner à les décrire. Cependant j'en signalerai deux qui sont très exceptionnels par leur indice exagéré. Le premier est un type de dolichocéphalie extrême $\frac{15,23}{25,6} = 58,91$, il a été pris sur un juif d'Alsace (fig. 5). Le second est, au contraire, brachycéphale avec un indice extraordinairement élevé $= 96,37 \left(\frac{19}{19,7}\right)$ (fig. 4). Il s'agit d'un homme blond, à peau très blanche, originaire de la Franche-Comté, de taille assez élevée, qui a évidemment du sang burgunde dans les veines, et qui, partant, devait être dolichocéphale. Cependant il présente un indice céphalique qui dépasse de beaucoup le chiffre cité comme le plus élevé, 92,77, par les auteurs (Topinard).

Brachycéphale
$\frac{16,10}{18,90} = 85,18$
chycéphale (euricéphale)
$\frac{18}{19,7} = 96,37$

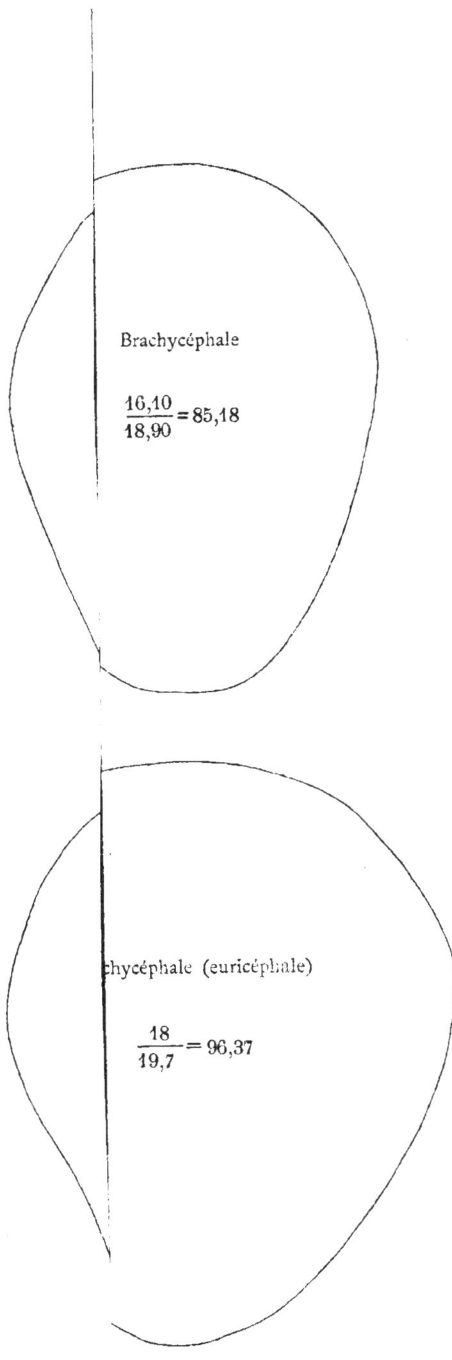

Imp A. Roux.

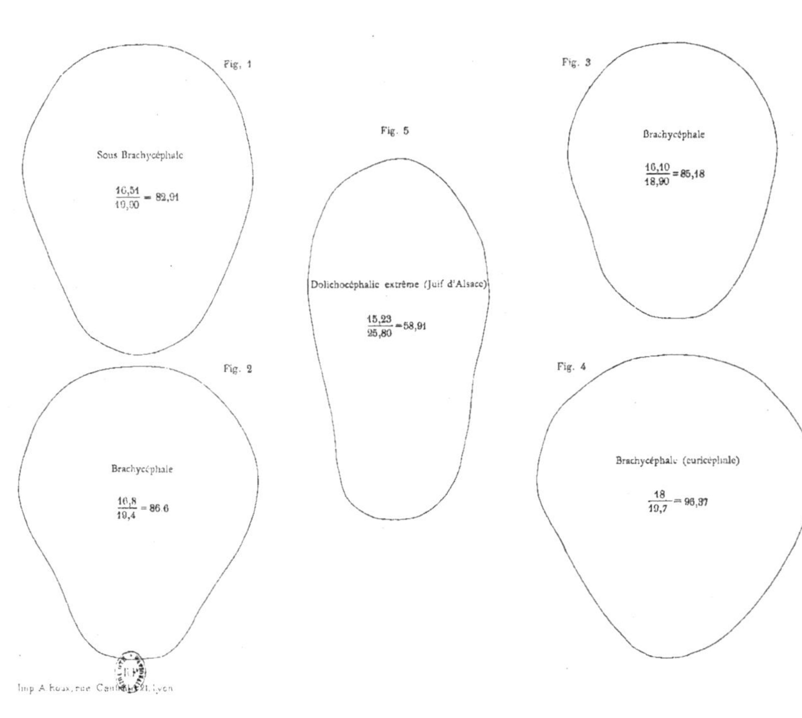

Imp A. Roux, rue Cantin, 21, Lyon

En résumé, les caractères ethniques des Lyonnais tirés de l'examen de la tète sont ceux de la brachycéphalie.

L'indice moyen est de. . . . . 85,15 ;
Le diamètre transversal moyen . . 16,52 ;
Le diamètre antéro-postérieur. . . 19,41 ;
La circonférence moyenne . . . . . 55,39 ;

Nous l'avons dit, des trois races qui se sont superposées pour constituer la population lyonnaise, l'une était dolichocéphale (Burgunde), la seconde était sous-brachycéphale (Celtes), et la troisième brachycéphale (Ligures). On n'est pas très étonné de voir la dolichocéphalie disparaître dans le mélange, car elle était la caractéristique de la race la moins nombreuse. Mais, d'après l'historique, les Celtes constituaient la grande majorité des habitants de notre ville, et cependant à notre époque ils seraient devenus 4,7 fois moins nombreux que les Ligures, si on s'en tenait uniquement aux caractères céphaliques. On ne peut admettre que l'immigration des populations provençales ait jamais été plus importante dans notre ville que celle des départements voisins, et que l'élément ligure soit devenu prédominant par le nombre. On est ainsi conduit à penser que les conditions de milieu, et en particulier l'habitat urbain, tendent à modifier la forme de la tête en augmentant l'indice céphalique, et que c'est pour cela que le croisement des races a eu pour résultat de faire disparaître complètement la dolichocéphalie et de substituer la brachycéphalie à son type de degré inférieur.

CHAPITRE II.

ÉTUDE RÉSUMÉE DE LA DÉMOGRAPHIE DE LA POPULATION DE LA VILLE DE LYON.

L'étude du mouvement démographique de la population lyonnaise est devenue aujourd'hui plus facile. L'Administration municipale fait paraître chaque année un volume, dont la publicité est malheureusement trop restreinte, qui contient les renseignements les plus précis sur les actes de l'état civil et sur toutes les branches de la statistique économique et administrative de notre ville. Il est rédigé avec beaucoup de science et d'intelligence par M. Cordier, chef du bureau de statistique, et par M. Berthrand pour la partie démographique. Après quelques tâtonnements inévitables, ils sont parvenus à leur donner une forme, probablement définitive, qui ne laisse rien à désirer sous le rapport de la clarté et de la précision. Sauf certaines lacunes, faciles à combler et que nous aurons l'occasion de signaler, cette publication constitue déjà une précieuse collection de matériaux tout préparés pour les recherches scientifiques.

J'ai eu à emprunter quelques renseignements utiles au livre de Marmy et Quesnoy, qui renferme l'histoire démographique de la ville de Lyon et du département du Rhône pendant la période décennale de 1855 à 1864. Cet ouvrage fut à l'époque de son apparition, et avec justice, l'objet des suffrages unanimes de la Société de médecine.

Tout récemment, notre savant collègue, M. Lacassagne, publiait, au nom du Conseil d'hygiène, son livre si riche en documents de toutes sortes sur les principaux faits démographiques, sur le climat, la géologie, la voirie, l'alimentation.

J'aurai à chaque instant à puiser dans ce précieux recueil les renseignements fondamentaux de cette étude. Enfin, ai-je besoin de rappeler que M. J. Teissier, dans ses brillants rapports, ne manquait jamais de donner, à côté de l'histoire pathologique, un aperçu du mouvement de l'état civil?

Je me conformerai, dans ce travail, au plan suivi par Bertillon père, dans son admirable article sur la démographie de la France. Non seulement il me serait impossible d'en adopter un meilleur, mais encore, de cette manière, j'aurai la facilité de placer, à côté des résultats obtenus pour Lyon, ceux qui concernent la France, notre département et parfois celui de la Seine.

POPULATION STATIQUE.

État numérique de la population. — Avant 1852, les faubourgs de Lyon avaient une municipalité distincte et formaient autant de villes juxtaposées à la nôtre. Leurs anciennes limites ne correspondant pas toujours aux divisions actuelles, la comparaison avec le passé est impossible.

Le chiffre de la population s'élevait alors à 218,000 habitants environ, répartis de la façon suivante :

Ville.	162.000
Vaise . . . . , . . .	7.000
Croix-Rousse	19.000
Guillotière.	30.000
	218.000

L'agglomération lyonnaise, c'était le terme consacré, fut d'abord partagée en cinq arrondissements, puis, par suite du développement considérable et rapide du troisième, qui comprenait toute la rive gauche du Rhône, on le scinda, et un sixième arrondissement fut ainsi créé en 1871.

Le relevé des sept derniers *census* montre le mouvement ascensionnel du chiffre de la population :

$$1856 — 292.721 \qquad 1876 — 362.815$$
$$1861 — 318.803 \qquad 1881 — 372.903$$
$$1866 — 323.954 \qquad 1886 — 401.930$$
$$1871 — 323.417$$

De 1866 à 1871, il y a eu un temps d'arrêt et même de recul, qui s'explique par les évènements de 1870-1871. Pendant cette période de tourmente, tous les éléments de la statistique ont été faussés. Un grand nombre de nos concitoyens, parmi les femmes, les enfants et les vieillards, s'étaient éloignés de notre ville, tandis que d'autre part y affluait une population accidentelle, formée de militaires et de Français émigrés des parties du territoire envahi par l'ennemi. Qui saura jamais le nombre exact de la population et surtout de quels éléments elle était constituée à ce moment? Aussi le plus ordinairement j'aurai soin de défalquer cette période de la statistique vitale de notre ville.

Dans les autres périodes, le *croît* de la population est plus ou moins régulier. On peut toutefois connaître à chaque moment, dans l'intervalle des recensements, le chiffre probable de la population, en appliquant à sa détermination la formule (des intérêts composés) :

$$\mathrm{P}x = \mathrm{P} \left(1 + \tfrac{i}{100}\right)^n$$

Connaissant la population actuelle P et son taux d'accroissement i par 100 pour l'unité de temps choisie (année), on peut calculer le chiffre $\mathrm{P}x$ qu'elle atteindra dans n années. Ce calcul est utile quand on veut se rendre un compte plus exact d'un facteur démographique dans l'intervalle de deux recensements.

De 1856 à 1861, l'accroissement annuel $\left(1 + \tfrac{i}{100}\right)$ a été de 1,0177, et l'accroissement quinquennal $\left(1 + \tfrac{i}{100}\right)^5$ a été de 1,0891. C'est la période du plus grand développement de notre ville. De 1861 à 1866, le *croît* annuel a été de 1,0035 et le quinquennal de 1,0161. De 1871 à 1876, il remonte à 1,012 pour l'année et à 1,0601 pour les cinq ans. De 1876 à 1881, il grandit encore et atteint presque le chiffre de 1856 à 1861; il s'élève, en effet, à 1,017 pour l'année et à 1,0877 pour les cinq ans. Enfin la vitesse ascensionnelle s'est un peu ralentie dans la dernière période (1881-1886). Le croît annuel n'a pas dépassé 1,0145 et le quinquennal 1,077. Si la progression eût été égale à celle de la période précédente, le dénombrement de 1886 eût donné un chiffre de 405,345 au lieu de 401,930. Si nous supposons que la progression a été constante depuis le mois de mai 1886, le chiffre de la population doit être actuellement (1887) de 407,750.

Tableau I.

De l'accroissement de la population lyonnaise.

Périodes.	Accroissement annuel : $(1 + \frac{i}{100})$	Accroissem. quinquennal $(1 + \frac{i}{100})^5$
1856 — 1861	1.0177	1.0891
1861 — 1866	1.0035	1.0161
1866 — 1871	0	0
1871 — 1876	1.012	1.0601
1876 — 1881	1.017	1.0877
1881 — 1886	1.0145	1.077

Le croît de la population de Lyon est dû uniquement à l'*immigration*, car le chiffre des naissances annuelles est presque constamment inférieur à celui des décès. En effet, de 1861 à 1885 (inclus), on compte 227,740 décès (sans mort-nés) et seulement 218,836 naissances vivantes, soit un déficit de 8,904 habitants en 25 ans. Pendant cette période, le chiffre de la population s'est accru de 83,127 unités. L'immigration a donc comblé le déficit et fourni le surcroît, soit 92,000 habitants.

Si nous étudions le mouvement de la population par arrondissements, on voit que l'accroissement a été très inégal pour les différentes parties de la ville :

Tableau II.

Population par arrondissements, de 1856-1886.

Arrondis.	1856	1861	1866	1871	1876	1881	1886
I	59.910	63.784		56.687	61.301	65 985	66.573
II	74.756	73.563		67.183	70 425	72.697	76.255
IV	33.103	35.133		33.222	34.916	35.049	35.111
V	53.119	58.527		47.890	51.899	53.588	56.313
III				71.021	78.013	93.155	103.881
VI	} 71.833	87.796		40.283	46.261	52.429	62.277
	292.721	318.803	323.957	316.286 *	342.815	372.903	400.410 **

(*) Le recensement de 1871 est cependant de 323.417.
(**) Plus exactement de 401.930.

Tableau III.

Accroissement de la population par arrondissements.

Arrondis.	1856—61	1861—76	1876—81	1881—86	Accroissem. total de 1856 à 1886
I	+ 3.874	— 2.483	+ 4.684	+ 588	+ 6.663
II	— 1.193	— 3.138	+ 2.272	+ 3.558	+ 1.499
IV	+ 2.030	— 217	+ 133	+ 52	+ 2.008
V	+ 5.408	— 6.628	+ 1.689	+ 2.725	+ 3.194
III			+15.142	+10.726	
VI	} +15.963	+36.478	+ 6.168	+ 9.848	} +94.325
	+26.082	+24.012	+30.088	+18.497	+107.410

Il ressort de la lecture de ces tableaux que l'accroissement de la population est dû principalement à l'extension de la ville sur la rive gauche du Rhône, où se trouvent les IIIe et VIe arrondissements. Ainsi que le fait remarquer M. Lacassagne, Lyon s'accroît du côté de l'est, contrairement à ce qui se passe pour la plupart des autres villes, qui tendraient à s'agrandir plutôt à l'ouest. Les autres arrondissements ont subi, de 1861 à 1876, une diminution dans le chiffre de leur population respective. Elle n'est pas due à une diminution parallèle dans la prospérité générale, puisque dans la même période le chiffre total a notablement augmenté. Elle doit être attribuée aux travaux de démolition d'un certain nombre d'immeubles, et surtout à ce qu'une partie des habitants, après la suppression du péage des ponts du Rhône, ont transféré leur domicile aux Brotteaux et à la Guillotière. Il faut noter cependant que depuis 1856 le IVe arrondissement, celui de la Croix-Rousse, est resté stationnaire. On sait que depuis quelques années un grand nombre d'ateliers de tissage ont été transportés aux Brotteaux et dans les départements limitrophes, au grand préjudice de ce quartier, autrefois siège unique de l'industrie de la soie.

Nous venons de voir que la prospérité de notre ville, au point de vue numérique, est due à l'immigration, en voici une autre preuve fournie par l'étude de la *population* d'après la *nationalité* et le *lieu de naissance*.

Les documents administratifs publiés ne donnent, à cet égard, aucun renseignement sur la composition de la population en 1881. Il serait utile cependant, pour apprécier le mouvement vital lyonnais, de connaître très exactement par âge, par sexe, par état civil, les habitants de nationalité étrangère, ceux qui viennent des autres départements, ceux qui sont nés dans le département du Rhône, et enfin, *division qui n'a jamais été établie*, ceux qui sont nés dans la ville même.

Nous sommes obligés de nous reporter au census de 1861, qui nous fournit des renseignements sur trois de ces groupes (étrangers, Français des autres départements, département du Rhône).

A cette époque, pour 1,000 habitants des deux sexes :

545,35 étaient nés dans le département.
427,30   —   dans d'autres départements.
27,35   —   à l'étranger.

En considérant les deux sexes séparément, on compte, pour 1,000 individus :

	Masculin.	Féminin.
Nés dans le département	550,86	540,11
Nés dans d'autres départements .	415,83	438,31
Nés à l'étranger	33,31	21,58

Près de la moitié de la population lyonnaise, pour chaque sexe, tire son origine des départements ou de l'étranger. L'immigration des femmes est encore plus considérable que celle des hommes. Bien des causes diverses attirent le sexe féminin dans les grandes villes, mais il faut remarquer que, pour Lyon, il en est une très honorable : c'est que l'industrie de la soie emploie un très grand nombre de femmes. Nous verrons dans un instant que la population du sexe féminin est de 192,248 et celle du sexe masculin de 180,655. Ces deux chiffres sont dans un rapport sensiblement égal à celui de la proportion des hommes et des femmes immigrés. L'excès de la population féminine est due à l'immigration, car la proportion des femmes nées dans le département, et par suite dans la ville, est bien inférieure à celle des hommes de cette origine.

Nous allons étudier de plus près les éléments qui composent la population au point de vue des sexes, des grands groupes d'âge et de l'état civil. Voici tout d'abord les renseignements fondamentaux de nos calculs.

Recensement de 1861.

AGES ET SEXES.	mascul.	féminin.	total.
De 1 jour à 20 ans révolus..............	43.020	43.072	86.092
De 20 ans et au-dessus...................	113.080	119.631	232.711
	156.100	162.703	318.803
ÉTAT CIVIL.			
Célibataires.....................·........	88.481	87.295	175.776
Mariés	62.673	61.778	124.451
Veufs...........................………	4.946	13.630	18.576
	156.100	162.703	318.803

Recensement de 1881.

AGES ET SEXES.	mascul.	féminin.	total.
De 1 jour à 20 ans révolus................	47.165	51.420	98.585
De 20 ans révolus et au-dessus..........	133.490	140.828	274.218
	180.655	192.248	372.903
ÉTAT CIVIL.			
Célibataires...........................	90.633	91.523	182.156
Mariés	83.555	83.463	167.018
Veufs.................................	6.467	17.262	23.729
	180.655	192.248	372.903

Ces renseignements sont très insuffisants pour étudier le mouvement démographique d'une population. Les statistiques municipales (1) ne partagent la population de chaque sexe qu'en deux groupes d'âges : de 1 jour à 20 ans, de 20 et au-dessus. Cette division est trop succincte, elle ne permet pas de calculer les facteurs démographiques divers, quelle que soit l'abondance des autres détails. Il y a un premier groupe à établir au point de vue des âges, c'est celui des enfants de 1 jour à un an, résidant à Lyon (y joindre aussi le nombre des enfants envoyés en nourrice). Les autres groupes peuvent être établis de cinq en cinq ans. Toutefois il est indispensable de connaître le chiffre des individus du sexe masculin au-dessus de 18 ans, âge légal à partir duquel les hommes peuvent se marier et le chiffre des individus du sexe féminin au-dessus de 15 ans révolus.

La période de 15 à 20 devrait donc être scindée pour les hommes en deux groupes secondaires. Bien entendu il est également indispensable de connaître l'état civil pour ces différents groupes d'âge (2).

(1) Du moins celles enregistrées dans le volume des *Documents*.

(2) Il faut indiquer également le chiffre de la population mobile et apte à la reproduction, soit pour les femmes de 16 à 50 et pour les hommes de 18 à 65 ans, en spécifiant l'état civil.

Les documents municipaux devraient être établis sur ces bases d'abord pour la ville entière, puis pour chaque quartier ou section administrative. La division par arrondissement est encore trop étendue, elle renferme des éléments trop disparates au point de vue professionnel et social, et surtout elle renferme des groupes d'habitants placés dans des conditions de milieu bien différentes au point de vue topographique.

Quelle conclusion tirer, par exemple, de la lecture des statistiques en bloc du Ve arrondissement, qui renferme des quartiers situés sur les bords de la Saône, d'autres sur les flancs de ses collines, d'autres sur le plateau de Saint-Irénée, et d'autres enfin dans la plaine de Vaise? Il serait donc à souhaiter qu'à l'avenir, le volume *de Documents* fasse connaître pour chaque section le nombre des individus de même âge, de même sexe et de même état civil. Alors seulement on aura une base sérieuse d'étude. En attendant nous allons chercher à utiliser de notre mieux ceux que nous possédons.

Proportions des sexes. — Pour l'ensemble de la population, il y avait en 1861 959,4 hommes pour 1,000 femmes, la proportion est descendue à 930 pour le census de 1881. L'élément féminin s'est donc notablement accru dans ces dernières années. Pour l'ensemble de la population française (1), les proportions des deux sexes varient suivant que le dénombrement est fait peu de temps après la guerre ou pendant une longue période de paix.

Si on cherche les mêmes rapports entre les sexes, pour les deux grands groupes d'âge donnés par les documents municipaux, on arrive aux chiffres suivants : Pour 1,000 sujets du sexe féminin, il y en a : 917 du sexe masculin, au-dessous de 21 ans, et 917 au-dessus de 21 ans.

Le livre de Marmy et Quesnoy donne la composition de la population de Lyon en 1851, par groupes d'âges de cinq en

___

(1) Une fois pour toutes, je rappelle que les chiffres concernant la population française ou celle du département du Rhône sont empruntés à Bertillon père.

cinq ans et par état civil, pour chaque sexe. J'ai dressé un tableau analogue, pour le recensement de 1881 ; j'ai pour cela admis que l'accroissement de chaque catégorie de sujets avait été proportionnel à celui des grands groupes connus et indiqués dans le dénombrement de 1881. Par exemple, le nombre des femmes mariées étaient de N en 1861 et de N $+ n$ en 1881, j'ai admis que chaque catégorie d'âges des femmes mariées de 1861 avait suivi le même rapport $\dfrac{N + n}{N}$

(Voir le tableau ci-contre, p. 40)

On remarque tout d'abord qu'à toutes les périodes de la vie le nombre des femmes l'emporte sur celui des hommes malgré le fort contingent apporté au sexe masculin par l'élément militaire, et bien qu'à Lyon, comme de partout, il naisse plus de garçons que de filles. Nous avons déjà insisté sur cette prépondérance numérique de l'élément féminin, nous passons à l'examen plus détaillé des groupes qui composent l'ensemble de la population.

Population par grands groupes d'âge :

1⁰ *Sexes réunis.* — On peut, suivant une règle démographique, partager la population en trois groupes d'âge de 0 à 15 ans, de 15 à 60, de 60 à au-delà, nous constatons ainsi :

AGES.	Sexe masculin.	Sexe féminin.	Populat. totale.
De 0 an à 15	33.779	35.750	69.529
De 15 à 60	132.555	141.087	273.644
De 60 à ∞	14.321	15.409	29.730
	180.655	192.248	372.903

Si nous comparons la composition de la population lyonnaise à celle de la France en général et à celle de Paris, nous constatons que :

Tableau IV.

Population par âge et par état civil calculée d'après les recensements de 1861 et 1881.

POPULATION NON NUBILE

SEXE MASCULIN.			SEXE FÉMININ.		
1 jour à 1 a.	1.953		1 j. à 1 an.	1.907	
1 an à 5 ans	9.016	Do 1 j. à 20 a. :	1 an à 5 a.	9.640	Do 1 j. à 20 a. révolus :
5 — 10	11.530		5 — 10	11.993	
10 — 15	11.280	47.165	10 — 15	12.210	51.420
15 — 17	2.676			35.750	
	36.455				

POPULATION NUBILE.

âges	garç.	mariés	veufs	ensemble	âges	filles	marié.	veuves	ensemble
18—20	10.710	6	0	10.715	15—20	15.322	346	2	15.670
20—25	19.508	782	10	20.400	20—25	12.500	6.212	53	18.765
25—30	10.486	6.989	75	17.550	25—30	10.620	12.580	350	23.050
30—35	4.540	11.798	144	16.482	30—35	4.551	12.520	608	17.079
35—40	2.743	14.684	288	17.715	35—40	3.336	13.120	1.080	17.536
40—45	2.041	11.981	825	14.847	40—45	2.651	11.190	1.622	15.463
45—50	1.244	10.297	777	12.318	45—50	1.770	9.080	2.223	12.073
50—55	1.189	9.684	746	11.519					
55—60	686	6.896	748	8.330					
60—65	584	5.334	900	6.818	Période de fécondité.	50.650	65.048	5.938	120.636
65—..	447	5.104	1.952	7.503					
	54.178	83.555	6.467	144.250	50—55	1.871	7.588	2.239	11.698
					55—60	1.109	4.563	2.083	7.755
					60—65	928	3.223	2.390	6.541
Garçons au-dessous de 18 ans.	36.455			36.455	65—..	1.215	3.041	4.612	8.868
						5.123	83.463	17.262	156.498
						55.773			
Total des célibat	90.633	83.555	6.467	180.655	Total des célibat.	91.523	83.563	17.262	192.248

Sur 1,000 habitants, il y en a :

AGES.	Lyon (1881).	Paris (1876).	France (1876)	Rhône.
De 0 an à 15	186.47	188	272	261
De 15 à 60	733.80	737	610	655
De 60 à ω	79.73	74	118	84

Notre population renferme un bien plus grand nombre d'adultes que la moyenne de la France, mais aussi beaucoup moins de vieillards et de jeunes sujets ; en conséquence, le taux mortuaire de notre population devrait être bien inférieur à celui de la France. C'est là un élément important pour apprécier l'influence de l'habitat urbain sur la santé générale. Comparée à celle de Paris, la composition de la population de Lyon n'offre que très peu de différence ; presque le même nombre de jeunes sujets, un peu moins d'adultes (734 au lieu de 737) et une certaine proportion de vieillards en plus (79,73 au lieu de 74).

Si nous comparons les deux sexes, au point de vue de leur nombre dans chacun de trois grands groupes d'âges :

Sur 1,000 personnes du sexe féminin de :

1 jour à 15 ans, il y en a 944,8 du sexe masc.
15 — 60 — 939,5 —
60 — ω — 929,3 —

C'est la loi ordinaire dans tous les pays, le nombre des hommes diminue plus rapidement que celui des femmes, celles-ci ont une plus grande longévité. Mais encore une fois la proportion des hommes est constamment inférieure à celle des femmes, tandis que dans la France ou même dans notre département, c'est le dernier groupe d'âge seul qui présente cette infériorité. Voici les chiffres donnés par Bertillon :

Par 1,000 femmes de chaque groupe, on compte en hommes :

	Rhône	France
0 — 15	1030	1024
15 — 60	1010	1006
60 — ω	910	917

Composition de la population au point de vue de son aptitude à la reproduction. — Pour bien apprécier la natalité d'une population, il faut connaître exactement la proportion des individus des deux sexes aptes à la reproduction ; de même pour juger de la mortalité illégitime ou légitime, il faut savoir comment ces sujets se répartissent par état civil. On conçoit en effet, qu'en rapportant à l'ensemble de la population le taux de la natalité, on a une valeur très inégale suivant la quantité d'enfants ou de vieillards qu'elle renferme.

A ce sujet les questions à résoudre sont les suivantes : Sur 1,000 habitants de tout âge, combien d'hommes âgés de 18 à ω ? (c'est pour le sexe masculin la condition d'âge exigée par la loi pour le mariage), et pour le sexe féminin, combien de sujets au-dessus de 15 ans révolus ?

Au point de vue de la reproduction, il y a lieu de faire une sélection dans les grands groupes, en comptant les sujets masculins de 18 à 55 et les sujets féminins de 16 à 45 ans. Toutefois comme dans beaucoup de statistiques, on prolonge jusqu'à 50 ans l'âge de fécondité de la femme, nous aurons également à déterminer le nombre des personnes de 16 à 50 ans, pour rendre nos résultats comparables.

D'autre part, comme Bertillon étend jusqu'à 65 ans pour les hommes la période où ils sont utilement mariables, il nous faudra établir aussi cette division (de 18 à 65) pour le sexe masculin.

Sur 1,000 habitants de tout âge, de tout sexe et de tout état civil, combien d'hommes de 18 à ω ? Combien de femmes de 16 à ω ? — Il y a dans la population lyonnaise 386,7 hommes et 419,7 femmes pour 1,000, réalisant ces conditions d'âge.

A) *Par 1,000 femmes nubiles et de tout état civil (filles, épouses, veuves). Combien de 15 à 45 ?* — En France, où il y en a moins qu'ailleurs, on en compte 626. Notre département à ce point de vue occupe le 83ᵉ rang et en renferme beaucoup plus que la moyenne de la France, soit 678. Il doit cette supériorité à notre ville, qui contient une propor-

tion considérable de jeunes femmes, soit 694, exactement
693,8 (1).

Par suite les proportions de femmes nubiles âgées de plus de
45 ans sont respectivement de 374 pour la France, de 322 pour
le Rhône et de 306 pour notre ville.

B) *Proportion des filles nubiles, des épouses et des veuves.*
— En d'autres termes sur 1,000 femmes nubiles, combien de
filles, d'épouses, de veuves ?

On compte 356,4 filles ; 533,3 épouses et 110,3 veuves.
Nous avons une proportion de filles plus considérable que la
France, qui en compte 326 ; mais moins d'épouses (542 pour
la France) et moins de veuves, 110 au lieu de 131. Pour notre
département il y a 378 filles, 510 épouses et 111 veuves (2).
Le Rhône est le département qui renferme le moins de veuves ;
sa proportion est à peu près celle de Lyon ; mais il renferme
beaucoup de filles et peu d'épouses.

Voyons la répartition du groupe des femmes nubiles au
point de vue de l'aptitude à la reproduction et de l'état civil.

c) *Sur 1,000 femmes âgées de 15 à 45 ans, combien de
célibataires, d'épouses et de veuves ?* — Pour ce groupe de
femmes âgées de 15 à 45 ans, Lyon compte 450,2 filles, 515,5
épouses et 34,3 veuves. Les proportions sont, pour la France :
449 filles, 517 épouses et 33,5 veuves ; pour le Rhône : 477 célibataires, 491 femmes mariées et 31,7 veuves.

*Sur 1,000 femmes de plus de 45 ans, combien de céli-
bataires, de femmes mariées, de veuves ?* — Cette catégorie
compte 121 filles, 584 épouses et 294 veuves pour la France
entière ; et 172 filles, 548 épouses, 280 veuves pour le Rhône.
Les proportions pour Lyon sont : 144 (143,8) filles, 574 (573,6)
épouses et 283 (282,6) veuves.

Nous allons étudier maintenant, pour chaque état civil,
les proportions de femmes nubiles au-dessous et au-dessus
de 45 ans.

D) *Pour 1,000 filles nubiles (âgées de plus de 15 ans),*

(1) La proportion s'élève à 704 pour la Seine.
(2) Pour la Seine : 331 filles, 536 épouses, 152 veuves.

combien de 15 à 45? Combien au-dessus de 45 ans? — Le dernier nombre est évidemment complémentaire du premier.

En France, on compte pour 1,000 célibataires du sexe féminin, 861 au-dessous de 45 ans et 139 au-dessus; dans le Rhône, 854 et 146. Notre ville renferme moins de vieilles filles, car les proportions respectives sont de 876,3 et de 123,7.

Poursuivons les mêmes calculs pour les *épouses* et les *veuves*.

En France, on compte sur 1,000 épouses, 598 au-dessous de 45 ans et 402 au-dessus; dans le département du Rhône, 653 au-dessous et 347 au-dessus de 45 ans.

Lyon possède plus de jeunes femmes : 670,6 au-dessous de 45 ans et 329,4 au-dessus. La natalité légitime devrait être, de par la nature, plus élevée que la moyenne de la France et que celle du département.

Il possède également plus de jeunes veuves, soit 215,2 au-dessous de 45 ans; au lieu de 159 pour la France et de 192 pour le département.

Nous savons maintenant comment le groupe féminin est constitué au point de vue de l'état civil et de l'aptitude à la reproduction. On peut résumer en quelques lignes les données principales qui le concernent.

La population féminine de notre ville renferme plus de célibataires, moins d'épouses et moins de veuves que le reste de la France; de plus, toutes filles, épouses ou veuves, comptent plus de jeunes femmes et constituent des groupes éminemment aptes, par leur âge, à la conservation de l'espèce.

Je passe à l'étude du sexe masculin, envisagé aussi sous le rapport de la puberté et de la virilité.

Proportion des garçons pubères, des époux, des veufs au-dessus et au-dessous de 55 ans.

Nous avons vu que sur 1,000 habitants de tout âge et des deux sexes, Lyon comptait 386,7 hommes âgés de plus de 18 ans; j'ajouterai que sur 1,000 individus masculins, il y en a 798,7 de cet âge à Lyon, 773 en France et 809 (Rhône).

A) *Sur 1,000 hommes de plus de 18 ans, combien de céli-*

bataires, d'époux et de veufs? — A Lyon, on compte 375,7 célibataires, 579,5 époux et 44,8 veufs; en France, 309 célibataires, 615 époux, 76 veufs; dans le Rhône, 371 garçons, 571 mariés et 58 veufs.

Notre ville possède donc un plus grand nombre de célibataires de tout âge (au-dessus de 18 ans) que la France, moins d'époux et moins de veufs. Le petit nombre de veufs est la conséquence de la moindre quantité d'hommes mariés.

B) *Sur 1,000 garçons de plus de 18 ans, combien de 18 à 55 ans?* — En France, 941; dans le département, 946; à Lyon, 968. Cette forte proportion de jeunes célibataires est due en partie à l'armée; si on la défalque, on trouve encore 960. Il y en a 961 dans la Seine, non compris l'armée. Lyon, comme Paris, possèdent beaucoup de célibataires du sexe masculin et plus jeunes que dans le reste de la France.

Les compléments de ces nombres donnent les nombres des vieux célibataires.

c) *Sur 1,000 époux, combien de 18 à 55 ans?* — La proportion des jeunes époux est beaucoup plus forte que dans le reste de la France, où il y en a 746 pour 1,000, tandis que le chiffre s'élève à 813 pour la ville et retombe à 766 pour le département.

Il en est de même *pour les veufs* au-dessous de 55 ans. Pour 1,000 veufs, il y en a 44,3 au-dessous de 55 ans, tandis que dans le reste de la France, on en compte seulement 31,8 et un peu moins de 34,4 pour le département du Rhône.

La migration qui s'opère vers les grandes villes explique la prédominance de l'élément jeune dans tous les états civils, et pour les deux sexes. Il prédomine d'autant plus qu'une grande partie des habitants, venus à Lyon à la période d'activité professionnelle, retournent dans leur pays sur le déclin de la vie pour y chercher le repos.

Les limites de la fécondité ne s'arrêtent pas absolument aux âges que nous avons pris pour former les catégories précédentes. Souvent pour les femmes elles dépassent 45 ans, et à plus forte raison aussi dépassent-elles pour les hommes l'âge de 55 ans. C'est pour cela que nous allons étudier, en suivant le plan de Bertillon, et pour comparer nos résultats avec ceux du reste de la France, les groupes des femmes âgées de 15 à 50 ans et ceux des hommes âgés de 18 à 65 ans.

Proportion des femmes mariées et des femmes mariables de 15 à 50 ans, et des hommes de 18 à 65 ans.

Sur 1,000 habitants de tout âge et des deux sexes, on compte 326,2 femmes et 366,6 hommes réunissant les conditions d'âges sus-énoncées. Si on calcule non plus sur l'ensemble de la population, mais sur la population totale de chaque sexe, on compte 757,1 hommes, de tout état civil, âgés de 18 à 65 ans, et 632,7 femmes âgées de 15 à 50 ans, également de tout état civil. Cela posé, étudions la composition de ces groupes par état civil, en réunissant sous l'épithète de *mariables* les célibataires et les veufs des deux sexes, présentant les conditions d'âge énoncées.

A) *Sur* 1,000 *habitants, combien d'épouses de* 15 à 50? *combien de mariables?* — Il y a dans l'ensemble de la population française pour 1,000 unités, 140 épouses de 15 à 50 ans et 235 filles ou veuves mariables.

Dans le département on note 147 pour les épouses et **277** pour les femmes mariables.

A Lyon : 174 épouses et seulement 151 femmes mariables.

B) *Sur* 1,000 *femmes de tous âges et de tout état civil, combien d'épouses? de mariables?* — En d'autres termes sur le total de la population féminine, combien compte-t-on, par 1,000, de femmes mariables ou déjà mariées de 15 à 50 ans? On compte 338 épouses et 294 femmes mariables.

c) *Sur* 1,000 *femmes de* 15 à 50, *et de tout état civil, combien de femmes mariées de* 15 à 50 *ans, et de femmes mariables du même âge?* — La proportion s'élève à 361,6 pour les femmes mariables et à 415,7 pour les épouses.

Il nous reste à étudier, pour le sexe masculin, la proportion d'hommes mariés et d'hommes utilement mariables de 18 à 65 ans.

D) *Sur 1,000 habitants, combien d'hommes mariables (garçons et veufs) âgés de 18 à 65 ans ?* — On en compte 156,2, avec l'armée et 126, 2 sans armée. Pour la France, s'élèvent à 223 sans l'armée, à 269 pour le Rhône, sans armée.

E) *Par 1,000 femmes mariables (filles ou veuves), de 15 à 50 ans, combien d'hommes mariables ?* — La proportion varie suivant qu'on fait entrer ou non l'armée en ligne de compte. Dans le premier cas elle est de 1,029, et dans le second de 831,3.

En France, de 1004 avec armée, et de 950 sans armée. Pour le département, sans armée, elle s'élève à 982.

Nous venons d'étudier la composition de la population lyonnaise au point de vue de la race, de la proportion des grands groupes d'âge, des sexes, des nubiles et mariables et des âges de fécondité ; nous venons en un mot de faire la dissection anatomique de ce groupe urbain, il nous reste à étudier maintenant sa physiologie, à voir comment on naît, comment on se marie et comment on meurt ; nous commencerons cette seconde partie, par l'examen de la *nuptialité*.

I. — NUPTIALITÉ.

A) *Nuptialite générale ou rapport du nombre des mariables à 1,000 habitants.* — Le rapport pour Lyon a été quelque peu variable dans ces 22 dernières années, ainsi qu'on peut s'en rendre compte à la lecture du tableau suivant :

PÉRIODES	POPUL. CORRESP.	MARIAGES	RAPPORT SUR 1,000 HABITANTS
1861-1865	318.803	14.375	9.017
1866-1870	323.954	13.427	8.289
1871 1875	323.417	17.712	10.950
1876-1880	342.815	15.536	9.180
1881-1885	372.903	15.931	8.545

Soit pendant 25 ans une moyenne annuelle de 3.087 mariages, pour une population moyenne de 336.378 habitants et une nuptialité de 9.178 par 1.000.

La même proportion de l'année 1810 à 1869, a varié de 7,8 à 8 pour la France et de 8,1 à 8,8 pour notre département.

Mais cette nuptialité générale ne fournit qu'une appréciation peu exacte de la tendance de la population au mariage, puisque l'un des termes des rapports renferme les enfants, les vieillards, dont le nombre est très variable dans les différents groupes humains.

Il y a lieu d'éliminer ces causes d'erreur et de n'étudier la nuptialité que dans les groupes légalement mariables, et, d'autre part, dans les groupes utilement mariables, c'est-à-dire aptes à être féconds.

B) *Nuptialité des mariables.* — Nous rangeons dans ce groupe, comme nous l'avons dit, les veufs et les célibataires des deux sexes qui ont l'âge légal exigé pour le mariage.

Puis, sous le nom d'*utilement mariables* nous comprenons les filles et les veuves de 15 à 50 ans, les hommes de 18 à 65 ans.

La population du premier groupe (légalement mariables) compte 60.645 hommes avec l'armée et 49.438 sans armée ; pour les femmes 73.035, soit une population totale de mariables de 133.680 (avec armée), et de 122.473 sans armée.

Le second groupe (utilement mariables) renferme 58.246 individus du sexe masculin et seulement 47.039 en défalquant l'armée ; pour le sexe féminin, il comprend 56,588 filles ou veuves de 15 à 50 ans.

Enfin, pour établir les différents rapports il nous reste à dire que dans la dernière période de 1880-1885 (la seule sur laquelle nous avons des renseignements suffisants), la moyenne annuelle des unions a été de 3.186.

A) *Sur* 1.000 *habitants du groupe des mariables combien de fiancés par an?* — La proportion est de 47,66 et s'élève à 52,02, si on défalque l'armée. Ce chiffre est à peu près celui de la France (53,6) et du département (51,1).

B) *Sur* 1.000 *habitants utilement mariables* on compte annuellement : à Lyon, 45,48 fiancés (avec armée) et 60,9 (sans armée). La proportion s'élève à 67,8 pour la France, à 61 pour le département du Rhône et à 61,6 pour celui de la Seine.

Puisque la nuptialité générale et celle du groupe des mariables étant à peu près égale à la moyenne de notre pays, la nuptialité spéciale des personnes utilement mariables lui est inférieure, cela indique que beaucoup de mariages ont lieu dans notre population à une période avancée de la vie.

Nuptialité des hommes.

A) Le nombre des hommes mariables de 18 à ω étant de 60.645 et celui des mariages annuels de 3186 en moyenne, il y en a 52,53 (avec armée) qui contractent union dans l'année et 64,44 sans l'armée.

B) Pour les hommes utilement mariables les chiffres sont : 54,7 avec l'armée et 67,72 sans l'armée.

Ces proportions sont évidemment plus élevées pour le sexe masculin que pour le sexe féminin, puisque pour un même nombre d'unions, le groupe des hommes est moins nombreux que celui des femmes.

En France, la nuptialité des hommes mariables de tout âge est de 60,7 mariages par année pour 1.000 individus du groupe ; elle est de 69,3 pour les hommes utilement mariables.

Nuptialité par petits groupes d'âge. — Il y a lieu d'étudier la nuptialité par petits groupes d'âge pour connaître la part relative des jeunes et des vieux époux, car bien différents sont les résultats à attendre d'un mariage entre jeunes gens et d'un mariage entre gens ayant franchi la cinquantaine.

Malheureusement nous n'avons, pour calculer ces proportion, que des renseignements insuffisants. Le tableau que nous avons dressé de la composition probable de la population en 1881 était assez exact quand il servait de base à des calculs portant sur des grands groupes de population. L'erreur absolue ne pouvait être très grande, et l'erreur relative était, en somme très réduite. Il n'en est plus de même quand il s'agit d'étudier un facteur démographique concernant un petit groupe d'individus, l'erreur absolue même faible peut être la cause d'une erreur relative considérable. D'autre part, ce n'est que dans les volumes des *Documents de* 1885 *et* 1886 que la statistique municipale donne la liste des mariages avec l'âge des époux. Nous ne possédons ainsi que la nuptialité de deux années. Je n'ai pas besoin de dire que c'est tout à fait insuffisant, le nombre des mariages dans le cours de deux années (1883 et 1884) pouvant différer plus ou moins de la moyenne annuelle pour certains groupe d'âge.

Quoi qu'il en soit, j'ai passé outre, pour que toutes les parties du plan suivi trouvent une place dans ce travail, qui est un cadre pour l'avenir.

Mariages de 18 *à* 20 *ans* — Je compte 10.710 individus mariables de cet âge ; 54 se sont mariés, soit une nuptialité de 5,08 par 1.000. D'autre part, sur 1.000 mariages annuels, il y en a 17 contractés par des garçons de 18 à 20 ans.

En France, sur 1.000 jeunes gens de cet âge, 13,26 se marient dans l'année et sur 1000 mariages, il y en a 27 dont les époux sont aussi jeunes.

Dans le Rhône, 9,5 jeunes gens, sur 1.000 de 18 à 20 ans, contractent mariage, et sur 1.000 mariages, il y en a 19 d'époux de cet âge.

La proportion pour Lyon, soit pour la nuptialité, soit pour la fréquence relative, est inférieure à celle de la France et du département. Nous ne pouvons que nous en féliciter, car ces mariages hâtifs, on le sait, sont funestes aux jeunes époux.

Mariages de 20 *à* 25 *ans.* — Sur 1.000 jeunes hommes de cet âge, en France, 60,2 contractent mariage, et sur 1.000 mariages, il y en a 255,6 où l'époux est âgé de 20 à 25 ans.

Dans le Rhône, sur 1,000 jeunes gens de cet âge, 38 contractent mariage, et, sur 1.000 mariages, il y en a 180 d'époux de 20 à 25 ans.

A Lyon, la nuptialité du groupe varie suivant que l'on compte ou que l'on défalque l'armée. Le groupe renferme environ 19.508 avec armée, et 844 individus se marient, soit une nuptialité de 43,99 pour 1.000 ; sans l'armée, sur 11.731 individus la nuptialité monte à 71,95.

La fréquence relative des mariages de ce groupe est indépendante de la constitution du groupe. Sur 1.000 mariages, 257 ont eu lieu dont les fiancés étaient âgés de 20 à 25 ans.

Mariages de 25 à 30 ans. — Sur 1.000 jeunes gens de cet âge 121,4 se marient en France, 106 dans le département.

Pour Lyon, la poportion varie encore suivant qu'on tient compte ou non de l'élément militaire. Avec l'armée, la nuptialité du groupe est de 103 par année et de 160 sans armée.

La fréquence relative (sur 1.000 mariages, combien y en a-t-il du groupe?) est de 330 pour la France ; 336 pour le département ; elle a été de 364 pour Lyon.

Mariages de 30 à 35. — Nous n'avons plus à tenir compte de l'élément militaire, le nombre absolu des membres de l'armée de cet âge étant bien moins considérable que dans les groupes précédents.

Sur 3.855 mariables de cet âge, 449 ont contracté mariage, soit 116,6 sur 1.000, et sur 1.000 mariages il y en a 142 dont le marié était âgé de 30 à 35 ans.

En France, sur 1.000 individus du groupe, 121 contractent mariage, et sur 1.000 mariages il y en a 180 de cet âge.

Dans le Rhône, la nuptialité est de 128 et la fréquence de 218.

Notre ville, à ce point de vue, suit la loi commune à la France, l'âge d'élection du mariage pour les hommes est de 25 à 30.

Mariages de 35 à 40. — La nuptialité pour la France n'est plus que de 90,8 ; elle s'élève à 94 pour le Rhône, pour Lyon à 72,42 (1).

La fréquence est de 91,4 pour la France entière ; de 106 pour le Rhône, et pour Lyon de 69,48.

Mariages de 45 à 50. — La nuptialité pour la France tombe à 47,8 ; à 50 pour le Rhône, et s'élève, pour Lyon, à 53,51.

____

(1) 240 mariages pour 3.031 mariables âgés de 35 à 40 ans.

La fréquence est de 70,6 pour la France, de 83 pour le Rhône et, pour Lyon, de 82,8. Le nombre des mariages des vieux garçons ou des veufs de 40 à 50 est donc plus considérable à Lyon que dans le reste de la France.

Mariages de 50 *à* 60. — La proportion des mariages de cette catégorie, époux de 50 à 60 ans, devient relativement plus considérable encore. Tandis qu'en France la nuptialité est de 24,6, et de 29,2 dans le Rhône, elle est de 38,14 pour Lyon.

Même observation pour la fréquence relative ; on compte à Lyon, sur 1.000 mariages, 40,6 dont l'époux est âgé de 50 à 60, tandis qu'il y en a 31 dans la France entière, et 39 dans le Rhône.

Mariages au-delà de 60 *ans.* — A cet âge avancé il ne se rencontre plus en France que 6,32 mariages pour 1.000 mariables, et 11,4 dans le Rhône. On en compte encore 17,64 pour 1.000 mariables dans notre ville.

Quant à la fréquence relative on rencontre 14 fois des époux au-dessus de 60 ans sur 1.000 mariages dans la France entière ; 19 fois dans le Rhône et 22 fois à Lyon.

En résumé, les âges d'élection du mariage à Lyon pour les hommes sont de 25 à 30, puis de 20 à 25, et en troisième lieu de 30 à 35, comme dans le reste de la France ; mais la proportion des mariages à un âge plus avancé est plus considérable, et cela a pour résultat d'augmenter l'âge moyen des époux, comme nous le verrons, et probablement aussi de diminuer la fécondité des unions.

Nuptialité des femmes.

La proportion des femmes mariables âgées de 15 ans et au-delà est de 73.035. La moyenne annuelle des mariages, dans la période de 1881 à 1885 est de 3.186. En conséquence, sur 1.000 femmes mariables 43,61 contractent union dans l'année.

Si nous considérons le groupe des femmes utilement mariables (de 15 à 50), la population de ce groupe est de

56.588, ayant fourni 3.053 mariages, soit 53,96 mariages par 1,000.

Enfin, au point de vue de la fréquence, sur 3.158 mariages (1883-84), pour 3.053, la fiancée était âgée de moins de 51 ans ; donc sur 1.000 mariages, 966 sont contractés par des femmes âgées de 15 à 50.

En France, la nuptialité des femmes mariables est de 47,85.

Dans le département du Rhône la nuptialité des femmes mariables est de 46, et dans celui de la Seine de 51,8.

Pour les femmes mariables de 15 à 50 ans, la nuptialité est de 66,3 pour la France, de 59 pour le Rhône et de 67 pour la Seine.

Pour le sexe féminin le nombre des mariages à Lyon est moindre que dans le reste de la France. Il y a une plus grande quantité de femmes de tout âge, filles ou veuves qui renoncent à contracter mariage. Ce fait s'explique peut-être par le grand nombre de communautés religieuses que renferme notre ville.

Nuptialité des femmes à chaque âge. — Elle est calculée d'après les années de 1883-1886 (1), pendant lesquelles on a enregistré à l'état civil une moyenne annuelle de 3.155. Nous faisons sur les chiffres suivants les mêmes réserves que celles que nous avons formulées à propos de la nuptialité des hommes.

Mariages de 15 à 20. — Sur 1.000 femmes de ce groupe 25,65 contractent alliance dans l'année, à Lyon ; il y en a 38,7 dans la France, 29,1 dans le Rhône, et 45,3 dans la Seine.

Sur 1.000 mariages lyonnais, il y en a 127,4 où les épouses sont âgées de 15 à 20. En France, on n'en compte que 194,6 ; encore moins dans le Rhône, 146,2, et la Seine, 172,2.

Mariages de 20 à 25. — La nuptialité pour 1,000 femmes de cet âge est de 110,8 à Lyon, de 107 pour la France, de

---

(1) Des renseignements nouveaux nous ont permis d'étendre les calculs à cette période de 4 ans pour le sexe féminin.

95 pour le Rhône et de 98 pour la Seine. La proportion des femmes se mariant à cet âge est donc plus considérable à Lyon que dans les autres localités.

La fréquence relative des mariages où l'épousée est âgée de 20 à 25 ans est de 440,9, supérieure à celle de la France (372) et supérieure à celle du département (358,3) et du département de la Seine, 328,9. Ce qui nous porte à croire encore que la différence de la nuptialité générale dépend du nombre des communautés religieuses de femmes.

Mariages de 25 à 30. — A Lyon, la nuptialité de 60,8, moindre que dans la France, 110, que dans le Rhône, 103, et que dans la Seine, 92.

Il en est de même de la fréquence relative : 212,4 pour Lyon, 218 pour la France, 247 pour le Rhône et 120 pour la Seine. L'âge d'élection des mariages féminins est de 20 à 25 et de 25 à 30. Toutefois l'âge moyen des épousées, ainsi que nous le verrons, est assez élevé et compris dans la période que nous venons d'étudier. Cela est dû à l'assez forte proportion de mariages tardifs qui ont lieu dans notre population féminine.

Mariages de 30 à 35. — Nuptialité de 56,25 pour Lyon ; de 80 pour la France ; de 75 pour le Rhône, de 79 pour la Seine.

La fréquence relative est de 91,28 à Lyon, de 103 pour la France ; de 119 pour le département et de 127 pour la Seine.

Mariages de 35 à 40. — La nuptialité s'élève à 38,5 pour notre ville ; à 48,8 pour la France, à 44.2 pour le Rhône et à 53,1 pour la Seine. En ce qui concerne la fréquence relative, on compte 54 (53,97) pour Lyon ; 51,5 pour la France, 55,8 pour le Rhône, et 66,2 pour la Seine.

Mariages de 40 à 50. — La nuptialité et la fréquence relative des mariages à cette période sont plus élevées à Lyon qu'ailleurs. On trouve, en effet, 25 (24,92) pour la nuptialité, et 64,21 pour la fréquence relative. Tandis que les proportions sont de 20,9 pour la France et pour la nuptialité, de 41,7 pour la fréquence relative.

TABLEAU V. — **Tableau de la nuptialité.**

| | SEXE MASCULIN | | | | | | | SEXE FÉMININ | | | | | |
| | NUPTIALITÉ sur 1,000 du groupe d'âge. | | | FRÉQUENCE RELATIVE sur 1,000 mariages il y en a dont l'époux est âgé de : | | | | NUPTIALITÉ pour 1,000 du groupe. | | | FRÉQUENCE RELATIVE sur 1,000 mariages, il y en a | | |
AGE	France	Rhône	Lyon	France	Rhône	Lyon	AGE	France	Rhône	Lyon	France	Rhône	Lyon
18—20	13.26	9.5	5.08	27	19	17	15—20	38.7	29.1	25.65	194.6	146.2	127.4
20—25	60.2	38. [1]	43.29[2]	255.6	180	267	20—25	107	95	110.8	372	358.3	440.9
25—30	121.4	106	108 [3]	330	336	364	25—30	110	103	60.8	218	247	212.4
30—35	121	128	116.6	180	218	142	30—35	80	75	56.93	103	119	91.28
35—40	90.8	94	72	91.4	106	69.48	35—40	48.8	44.2	38.50	51.5	55.8	53.97
40—50	47.8	50	53.51	70.6	83	82.8	40—50	20.9	22.4	24.92	41.7	51.2	64.02
50—60	24 6	29.2	38.14	31	39	40.6	50 — ω	3.1	4.3	5 47	18.8	22.6	28.50
60 — ω	6.32	11.4	17.64	14	19	22							

(1) 71,95 sans l'armée. (2) Les chiffres concernant la France entière comprennent l'armée. (3) 160 sans l'armée.

Dans le Rhône, la nuptialité est de 22,4 ; dans la Seine de 28. Quant à la fréquence relative, elle est de 51,2 dans notre département, et de 58,5 dans celui de la Seine.

Donc plus de femmes se marient de 40 à 50, et sur un même nombre de mariages, on enregistre plus souvent cet âge pour l'épousée. Le groupe suivant donne lieu aux mêmes remarques.

Mariages de 50 à au-delà. — Pour 1.000 femmes âgées de plus de 50 ans, il y en a 5,47 qui se marient chaque année à Lyon ; il n'y en a que 3,1 dans la France ; que 4,3 dans le Rhône et que 5,5 dans la Seine.

Le chiffre de la fréquence relative est encore plus différent. Sur 1.000 mariages, on en compte à Lyon 28,5 dont l'épouse est âgée de plus de 50 ans ; on en trouve 18,8 dans la France, 22,6 dans le Rhône et 26,3 dans la Seine.

Les vieilles filles ou les veuves âgées de plus de 50 ans ont donc dans notre ville plus de chances de se marier dans l'année.

Age moyen des époux. — Cet âge varie bien entendu dans les deux sexes, et il varie aussi suivant que le mariage est contracté entre célibataires, ou entre époux d'état civil différent.

Sur l'ensemble des mariages (1883-84), j'ai calculé que l'âge moyen des femmes est de 27 ans, 17 ; celui des époux de 31 ans, 28.

Si nous comptons l'âge moyen des époux par catégories de mariages et par état civil, nous trouvons les chiffres suivants :

	AGE MOYEN DES	
MARIAGES.	ÉPOUX.	ÉPOUSES.
Entre célibataires.........	28,38	22,72
— veufs et filles.........	40	30
— garçons et veuves....	36	37
— veufs et veuves......	51	47

On remarquera que les veufs épousent des filles beaucoup plus jeunes qu'eux ; que les veuves recherchent encore bien plus les tout jeunes gens; enfin que les veufs et les veuves contractent entre eux des unions bien assorties au point de vue de l'âge.

Mariages et nuptialité par état civil. — Par 1.000 individus de chaque état civil, combien se marient dans l'année?

Les garçons se mariant avec des filles ou des veuves sont au nombre de 49,58 par 1.000, de tout âge au-dessus de 18 ans; pour 1.000 filles âgées de plus de 15 ans, il y en a 50,40 qui se marient dans l'année; la nuptialité des veufs est de 73,14 pour 1.000; celle des veuves est exceptionnellement faible dans notre ville, soit 19,87 par 1.000.

Si, défalquant les mariages de veufs et de veuves ayant dépassé l'âge du groupe des personnes utilement mariables (15 à 50 pour les femmes et 18 à 65 pour les hommes), on cherche ce que devient la nuptialité pour les jeunes veufs et les jeunes veuves, on trouve alors : 45,13 pour les veuves et 99,67 pour les veufs.

Dans les deux sexes, la nuptialité des veufs, comparée à celle des célibataires de même âge, est toujours beaucoup plus forte; elle est double, triple, quintuple même, et cela dans tous les pays. La nuptialité des veuves lyonnaises est bien moindre que dans le reste la France; elles restent sans doute plus fidèles à leur souvenir.

Fréquence relative des mariages par état civil. — Pour 1,000 mariages il y en a :

	FRANCE.	LYON.
Entre célibataires.	840,8	794, 2
— Veufs et filles.	88,9	97,18
— Garçons et veuves . .	35,7	56,03
— Veufs et veuves. . . .	34,6	52,55

Nous passons maintenant à l'étude d'un autre facteur démographique : la *natalité.*

II. — Natalité.

Je donne tout d'abord les nombres qui servent de base aux calculs, en faisant remarquer qu'on trouvera au tableau publié plus haut (tabl. IV) la composition numérique des groupes féminins que nous aurons à examiner.

Nombre des naissances.

Périodes	Population.	Naissances vivantes.	Mort-nés.	Ensemble.	Rapport pour 1.000 habit. sans mort-nés
1861—65	1.602.315	45.069	3.563	48.632	28,1
1866—69	1.295.816	33.785	2.669	36.454	26,07
1870—71	647.908	15.875	1.328	17.203	24,05
1872—74	993.525	26.767	2.357	29.124	26,90
1875—80	2.113.168	51.991	4.154	56.145	24,60
1881—85	1.922.565	45.653	3.756	49.409	23.70
25 ans	8.575.297	219.140	17.827	236.967	25,55
			Avec les mort nés.......		27,75

Natalité générale. — C'est le rapport du nombre des naissances à celui des habitants. Comme le fait remarquer Bertillon, ce rapport est à peu près sans valeur au point de vue théorique, puisqu'il fait entrer dans les calculs un nombre très variable, suivant les pays, d'individus qui ne prennent pas part à la production du phénomène étudié. C'est ainsi que, rapportée à l'ensemble de la population, la natalité est en partie rapportée à la population enfantine et impubère, ce qui en modifie la valeur suivant que le pays est riche ou pauvre en jeunes sujets impubères.

En jetant un regard sur le tableau précédent, on voit que

la natalité générale est allée en diminuant depuis l'année 1861. De 28,1 le rapport est tombé à 23,7 en 25 ans. Le rapport moyen de ce quart de siècle est de 25,67 sans les mort-nés, ou de 27,75 avec les mort-nés.

Dans la dernière période de 1881 à 1885, la natalité générale, avec mort-nés, a été de 25,705 et de 23,7 sans les mort-nés.

Si, au lieu de rapporter le nombre moyen des naissances annuelles (9.130 vivants et 9.882 avec mort-nés dans la période de 1881 à 1885) à la population totale de la ville, on le rapporte au nombre des femmes nubiles de tout état civil et de 15 ans à au-delà, qui était de 156.498, la natalité est de 63,1 avec les mort-nés, et seulement de 58,34 sans les mort-nés.

En France, pour 1.000 femmes nubiles, on compte 72,7 naissances vivantes ; on en compte 70,1 pour le Rhône et 78,5 pour le département de la Seine. Lyon présente donc une natalité générale remarquablement faible.

Pour 1.000 femmes nubiles de tout état civil, âgées de 15 à 50, on compte à Lyon 75,06 naissances vivantes ; tandis qu'il y en a 102 dans la France, 93 dans la Rhône et 100 dans la Seine.

Mais dans le rapport du chiffre des naissances annuelles, au nombre des femmes fécondes, il y a lieu de distinguer celles-ci suivant leur état civil et par suite de rapporter le chiffre des naissances légitimes au nombre des épouses, et celui des naissances naturelles au nombre des filles et des veuves aptes à la reproduction. C'est l'étude que nous allons aborder.

De 1881-85, la moyenne des naissances légitimes vivantes est de 7.214, et celle des naturelles est de 1.914,6.

Sur 1.000 épouses de tout âge, il y a 86,4 naissances légitimes ; nombre très faible, car il y en a 123 en France, 139 dans le département du Rhône et 146 dans la Seine.

Sur 1.000 femmes non mariées, il y a 26,22 naissances naturelles à Lyon.

Les épouses lyonnaises, prises en bloc, c'est-à-dire sans

considération d'âge, sont peu fécondes. Cela tiendrait-il à une proportion plus considérable qu'ailleurs d'épouses ayant passé l'âge de la reproduction ? C'est ce que nous allons examiner.

Sur 1.000 épouses de 15 à 50 ans, on compte en France 181 naissances, 158 dans notre département, 133 dans la Seine ; la proportion tombe pour Lyon à 111 (110,9.)

En rapportant même le nombre des naissances légitimes à celui des épouses au-dessous de 45 ans, la natalité n'atteint encore que 128,9.

Quelle que soit la manière dont on étudie la natalité légitime à Lyon, il est malheureusement trop certain qu'elle est beaucoup plus faible qu'ailleurs.

Quant à la natalité illégitime comptée par rapport au nombre des femmes non mariées et aptes à la conception, elle est en revanche bien plus élevée que dans tout le reste de la France, sauf Paris et Marseille ; elle atteint 33,83 pour Lyon, 35,5 pour la Seine et 36,2 pour les Bouches-du-Rhône. Les filles-mères viennent en effet dans les grandes villes, où elles ont plus de chance de cacher leur faute et plus de chance aussi de l'exploiter comme nourrices.

Au point de vue de la fréquence de la *natalité illégitime*, c'est-à-dire du rapport des naissances naturelles aux naissances générales, on trouve les nombres suivants :

Pour 1.000 naissances générales (mort-nés inclus), il y a 73 naissances (mort-nés inclus) illégitimes en France, 141 dans le Rhône et 214,4 à Lyon. Le chiffre est plus élevé pour la Seine, où il est de 238.

La natalité illégitime va en décroissant depuis quelques années. Nous ne pouvons pas la calculer dans la période qui précède 1881 par rapport au nombre des femmes nubiles non mariées et aptes à la reproduction, les éléments nous font défaut ; mais nous pouvons étudier le rapport des naissances naturelles vivantes, aux naissances générales vivantes.

En 1861-65, on compte 45.069 naissances vivantes, dont 11.294 naturelles, soit 248,6 naturelles par 1.000.

— 61 —

De 1865 à 1870, on trouve 42.332 naissances, dont 10.958 naturelles, soit 258,8 par 1.000.

De 1870-75, le nombre des naissances est de 42.702 et celui des illégitimes de 9.459, soit 221 par 1.000.

De 1876 à 1880, il y a 8.862 naissances naturelles pour 43.358 naissances vivantes, ou 204,3 pour 1.000.

Enfin de 1881 à 1885, on note 45.653 naissances générales, dont 9.573 illégitimes, soit 209,7 par 1.000.

Le rapport est donc tombé de 258,8 à 204 et 209.

Cette diminution est réelle, car le nombre absolu des naissances illégitimes est allé en diminuant, bien que le chiffre de la population ait augmenté. Il n'est pas à présumer que le nombre des femmes non mariées et aptes à la reproduction ait subi une diminution pendant que les autres groupes de la population augmentaient.

Nous avons vu que la natalité générale est allée en décroissant, il serait intéressant de savoir si la natalité légitime et la natalité naturelle ont diminué toutes deux parallèlement d'une même quantité.

Nous pouvons nous en rendre compte en rapportant au chiffre de la population générale les deux ordres de natalité, dans les mêmes périodes, nous constatons les résultats suivants :

	LÉGITIMES Par 1.000 habitants.	NATURELLES Par 1.000 habitants.
1861 — 65	21,25	7,003
1865 — 70	19,37	6,76
1870 — 75	20,55	5,85
1875 — 80	20,14	5,17
1880 — 85	19,35	5,13

Les deux ordres de natalité sont tombés à peu près de la même quantité, 1,90 et 1,87 par 1.000 ; mais le nombre des naissances légitimes étant beaucoup plus considérable, 4,3 fois, la chute est plus marquée pour l'illégitimité. En d'autres termes, pour un nombre très inférieur de naissances, la diminution de la natalité illégitime a été aussi forte que celle de la natalité légitime ; c'est donc la preuve que toutes choses égales d'ailleurs, le nombre des naissances naturelles à décru plus rapidement dans ces dernières années.

Masculinité : On appelle ainsi la proportion des naissances mâles comparées aux naissances filles.

A Lyon : pour 1.000 naissances légitimes vivantes de filles, il y a 1.051 garçons et pour 1.000 naissances naturelles de filles, il y a 1.017 garçons.

Si on considère l'ensemble des mort-nés (légitimes et naturels réunis), pour 1.000 mort-nés du sexe féminin, il y a 1.202 mort-nés du sexe masculin. C'est là une règle constante : il naît toujours plus de garçons que de filles, et les mort-nés du sexe masculin sont de partout beaucoup plus nombreux que ceux du sexe féminin.

En France, pour 1.000 filles (naissances légitimes), il naît 1.050 garçons, et seulement 1,030 pour les naissances naturelles.

Dans le Rhône, les chiffres sont 1.050 et 1.020.

Quant aux mort-nés, il y a 1.510 garçons pour les légitimes, et 1.230 pour les illégitimes.

Il est à remarquer que la proportion des filles, quoique inférieure toujours à celle des garçons, est plus élevée dans la natalité illégitime, et qu'elle est surtout très élevée pour les mort-nés naturels.

Nous allons étudier la mortinatalité générale, par sexe et par état civil.

Mortinatalité : Sur 1.000 naissances générales légitimes ou illégitimes, des deux sexes, il y a 75,23 mort-nés. C'est un chiffre plus élevé que la moyenne de la France (43,3).

Mais la mortinatalité des deux sexes est très inégale au préjudice des garçons qui sont beaucoup plus frappés, et très inégale au point de vue de la légitimité de la naissance.

De 1882 à 1884, il y a eu en moyenne 7.844 naissances légitimes, dont 548 mort-nés, et 2.139 naissances illégitimes, dont 218 mort-nés.

Donc, pour 1.000 naissances légitimes, on compte 69,86 mort-nés (au lieu de 40,6 en France) ; et par 1.000 illégitimes, on en compte 102 mort-nés des deux sexes (il y en a 75,1 pour la France.)

Sur 1.000 naissances générales (mort-nés inclus), il y a 37,08 mort-nés masculins et 35,16 de l'autre sexe.

L'influence de l'illégitimité au point de vue de la mortinatalité se traduit par les chiffres suivants :

Sur 1.000 naissances légitimes, il y a 38,25 mort-nés masculins et 31,62 du sexe opposé.

Sur 1.000 naissances illégitimes, nous comptons 53,92 mort-nés masculins et 48,15 pour les féminins.

Si nous examinons les naissances par sexe, nous trouvons que sur 1.000 naissances masculines (légitimes ou non), il y a 81,52 mort-nés, tandis qu'il n'y en a que 71,81 pour les filles.

Si maintenant nous calculons par sexe et par état civil, nous voyons la mortinatalité acquérir son maximum pour les garçons illégitimes.

Sur 1.000 naissances légitimes et masculines, il y a 74,6 mort-nés, et 107,7 pour 1.000 naissances illégitimes.

Pour 1.000 naissances légitimes féminines, on constate 64,8 mort-nés, et 96,7 pour les naturelles.

En résumé, la mortinatalité légitime, pour les garçons, est de 38,25 au lieu de 35,4 pour la France ; si on la prend pour 100, celle des illégitimes (53,9) devient 141, même chiffre pour la France.

De même pour les filles, leur mortinatalité légitime de 31,62 au lieu de 27,3 pour la France), étant prise pour 100, celle des illégitimes s'élève à 152,3 ; tandis qu'en France elle monte à 161,5.

Jumeaux et gémellité. — Bertillon appelle *gémellité* le rapport de grossesses de toute nature aux grossesses doubles. La France est un des pays où la proportion des jumeaux est la moindre ; on ne compte que 9,7 grossesses doubles sur 1.000 grossesses générales.

A Lyon, pour les trois années dont les documents officiels sont publiés, sur 1.000 grossesses de toute nature, il y en a 8,11 doubles.

En France, sur 100 grossesses gémellaires, on compte 33,4 deux garçons, 31,6 deux filles et 35 fois, garçons et filles. A Lyon, pour ces deux années, j'ai trouvé pour 100 grossesses doubles, 33,5 deux garçons ; 35,5 deux filles et 31 fois filles et garçons.

La mortinatalité est toujours beaucoup plus élevée dans les accouchements gémellaires ; elle est en moyenne de 152 par 1.000 naissances pour la France, j'ai trouvé pour Lyon une mortinatalité de 194 ponr 1.000 jumeaux.

Elle serait de 123 pour le département du Rhône et de 112 pour celui de la Seine. Je ferai remarquer que ma statistique ne portant que sur deux années (en ce qui concerne ce point), on peut avoir un écart accidentel très considérable.

III. — Mortalité.

Mortalité générale. — C'est le rapport des décès de tout âge (sans mort-nés), aux vivants de tout âge qui les ont produits dans l'année.

En France, cette mortalité générale oscille entre 23 et 24 décès pour 1.000 vivants. Elle est de 23,3 pour le département du Rhône et de 25,1 pour celui de la Seine.

A Lyon, le taux de la mortalité tend à décroître d'une façon très sensible. Il était de 26,51 pendant la période de 1855 à 1860 ; de 26,31 dans la période de 1861-1869 ; de 27,16 pendant les trois années de 1872 à 1874 ; de 26,51 de 1875 à 1880. Elle est tombée à 23,73 de 1881 à 1886.

Je n'ai pas compris dans cet examen la mortalité de 1870 et 1871 ; elle s'est élevée au chiffre énorme de 36,64 ; l'influence des évènements de cette époque s'est encore fait sentir sur la période suivante. Nous savons tous que beaucoup d'individus n'ont succombé que 2 ou 3 ans plus tard à des affections dont l'origine remontait à la guerre de 1870 ; c'est pour cela que la période de 1872–1874 présente un taux anormal, 27,16.

Dans la seconde partie du tableau VI, j'ai établi année

par année le tableau de la mortalité, avec le chiffre probable de la population dans les années comprises entre deux recensements, et cela depuis 1872 jusqu'à 1886.

TABLEAU VI. — **Mortalité.**

Périodes.	Moyenne de la population.	Moyenne des décès annuels.	Mortalité par 1,000.
1855 — 1860	311.922	8.270	26,51
1861 — 1869	318.803	8.388	26,31
1870 — 1871	Idem	11.682	36,64
1872 — 1874	331.175	8.991	27,16
1875 — 1880	352.194	9.336	26,51
1881 — 1886	387.416	9.192	23,73
1872 — 1886	362.012	9.209	25,44

Mortalité année par année

En supposant que l'accroissement a été régulier dans l'intervalle des recensements.

Années	Population calculée.	Décès à l'état civil.	Mortalité par 1.000.	Années	Population calculée.	Décès à l'état civil.	Mortalité par 1.000.
1872	327.296	8.578	26,209	1880	336.873	9.897	26,977
1873	331.175	9.197	27,770	1881	*372.903*	9.341	25,049
1874	335.054	9.200	27,458	1882	378.708	9.536	25,180
1875	338.933	9.472	27,946	1883	384.513	8.644	22,481
1876	*342.815*	9.292	27,105	1884	390.318	9.480	24,288
1877	348.832	9.101	26,090	1885	396.123	8.919	22,516
1878	354.849	9.362	26,384	1886	*401.930*	9.234	22,974
1879	360.866	8.893	24,644				

Les chiffres en caractères italiques sont ceux du dénombrement officiel.

Ce tableau nous montre que la mortalité générale depuis 1877, sauf quelques oscillations, tend à diminuer notablement. Elle était de 26,51 dans la période quinquennale de 1876-1880, et elle est tombée à 23,73. C'est donc une diminution de 2,78 pour 1.000.

C'est là un résultat des plus importants et que l'on est heureux de constater. Cette diminution de la mortalité, pour une ville de 401.930 habitants, a eu pour effet de conserver, dans cette période de 5 ans, 5.586 existences. En supposant qu'elle se maintienne, c'est annuellement 1.117 individus arrachés à la mort.

Il me paraît hors de doute que cet heureux résultat est dû aux mesures hygiéniques prises par l'Administration municipale. La voirie est mieux tenue, le réseau des égouts s'est sensiblement accru, la propreté de la canalisation souterraine a été plus grande que par le passé, beaucoup de vieilles maisons ont disparu, et avec elles de nombreux logements insalubres; des rues se sont élargies.

Ce sont là des faits qu'il faut s'empresser de répandre dans le public, pour faire comprendre aux contribuables que les sacrifices d'argent qu'ils s'imposent leur sont rendus au centuple, sous la forme d'une santé plus parfaite et d'une plus grande chance de longévité.

Quel que soit le cas qu'ils fassent de l'existence, c'est encore pour eux un placement excellent que de contribuer de leurs deniers à l'amélioration hygiénique de la ville.

En effet, en admettant, comme le faisait Pettenkoffer au Congrès de Vienne, qu'il y ait 1 cas de mort sur 35 cas de maladie, la suppression de 1 cas de mort permet de supposer qu'il y a eu également suppression de 35 cas de maladie, et par suite, 1.117 décès de moins correspondent à la suppression de $1.117 \times 35 = 37.095$ cas de maladie.

La maladie ne cause pas seulement des frais en médicaments, en médecins, en secours d'assistance, elle empêche aussi le travail et enlève le salaire journalier. On calcule que la durée moyenne du chômage par maladie est de 21 jours, que la perte pour chaque jour de maladie étant d'environ 2 fr. 50 (chiffre évidemment trop faible), elle s'élève à 55 francs environ pour la durée de la maladie. En conséquence, la suppression annuelle de 37.095 cas de maladie fait réaliser à la population lyonnaise une économie de 2.040.225 francs, correspondant à l'intérêt annuel d'un capital de 50 millions à 4 °/₀.

Mortalité par groupes d'âge et par sexe. — Mortalité enfantine. — Nous ne connaissons pas exactement la population enfantine de 0 à 1 an présente à Lyon. Les documents administratifs ne font pas connaître le nombre des enfants envoyés en nourrice dans les départemeuts voisins ; de plus, en ce qui concerne les enfants naturels, on ne connaît pas les décès de ceux qui, nés chez les accoucheuses ou dans les maternités, sont ensuite envoyés soit en nourrice, soit dans la famille de la mère. Aussi nous verrons que, contrairement à ce qui a lieu dans tous les pays, la mortalité des enfants naturels, à Lyon, se trouve plus faible que celle des légitimes.

Nous pouvons apprécier assez exactement la mortalité de la première enfance, pour les enfants légitimes nés à Lyon. Nous la calculerons d'après la mortalité enfantine de 1881 à 1884, et d'après le nombre de naissances de 1881 à 1886.

a) Il naît, en moyenne, 9.130 enfants des deux sexes et de tout état civil ; il en meurt annuellement (moyenne de 4 ans) 1.102, soit une mortalité de 120,7, chiffre assurément trop faible, et qui résulte de ce que les décès des enfants nés à Lyon, et envoyés ailleurs après leur naissance, ne font pas exactement retour à l'état civil de la ville.

En France, sur 1.000 naissances des deux sexes, on compte 179 décès.

b) Si on compare la mortalité des deux sexes :

Sur 4.640 garçons naissant annuellement, on compte 612 décès, soit 131,9 pour 1.000 ;

Sur 4.490 filles naissant dans l'année, on compte 490 décès, soit 109,1 pour 1.000.

C'est la règle, il meurt toujours plus de garçons que de filles. La proportion de la mortalité des deux sexes, en France, est de 192 pour les garçons et de 164,7 pour les filles.

En France, pour 1.000 décès de filles âgées de 0 à 1 an, il meurt 115 garçons.

A Lyon, la proportion se rapproche de ce chiffre, parce que les causes d'erreur que j'ai signalées s'exercent également sur les deux sexes.

Pour 1.000 décès de filles, je compte 120,9 décès de garçons.

b) *Mouvement de la mortalité enfantine (de 0-1) par sexe et par état civil.* — Les chiffres sont viciés par les causes d'erreur sus-mentionnées.

La mortalité serait de 121,9 pour les légitimes des deux sexes et de 116 seulement pour les naturels.

Sur 1.000 garçons légitimes, 137,7 décès ; la mortalité est déjà plus élevée que celle où je n'ai pas distingué l'état civil, car les décès des enfants légitimes de la ville sont plus régulièrement enregistrés.

Sur 1.000 filles légitimes, 106,7 décès, soit 129 décès de garçons pour 1.000 décès de filles. La mortalité des garçons est donc fort élevée dans notre ville, comparativement à celle de l'autre sexe.

Je cite pour mémoire, et pour bien montrer l'erreur, les chiffres de la mortalité des enfants illégitimes. Sur une moyenne de 965 garçons naturels, il y a 110 décès, soit 114 pour 1.000 ; sur 949 naissances de filles illégitimes, 112 décès, soit 118 pour 1.000. Tous les rapports sont renversés. Ces chiffres sont sans valeur.

Mortalité de 1 à 5 ans. — La mortalité moyenne de cet âge est de 34,65 pour 1.000, en France. A cet âge, la différence entre les deux sexes est faible ; elle est de 101,2 pour les garçons, quand elle est de 100 pour les filles. A Lyon, sur la *population de ce groupe, population calculée,* je trouve 48,83 pour les garçons et 47,25 pour les filles. Si les chiffres absolus sont contestables, leur valeur relative est sensiblement égale à la proportion que je viens d'indiquer pour la France : 103,3 pour les garçons, quand elle est de 100 pour les filles.

Mortalité comparée des sexes de 5 à 10 ans. — En France, la mortalité générale de cet âge étant de 8,65, celle des garçons est de 8,45 et celle des filles de 8,85, un peu plus élevée. A Lyon, je trouve 11,43 pour la mortalité générale ; 11,19 pour les garçons et 11,67 pour les filles. Les rapports sont les mêmes que pour le reste de la France, ce qui me porte à croire que les nombres calculés, donnant la population de ces groupes, sont assez exacts.

Mortalité de 10 à 15 ans. — C'est à cet âge que la mortalité est la moindre ; elle est de 5,5 par an et par 1.000 habitants du groupe pour la France.

Je trouve également que c'est à cet âge que la mortalité est la moindre à Lyon, mais elle est plus élevée que la moyenne de la France ; je trouve, en effet, 6,68 pour les deux sexes réunis, soit 6,16 pour les garçons et 7,20 pour les filles.

Il en est de même pour la France, où, si l'on fait la mortalité des filles égale à 100, celle des garçons devient 83,6. Pour Lyon, celle des garçons est de 85,5.

Mortalité de 15 à 20 ans. — Elle est de 7,34 pour la France entière, et de 10,47 à Lyon. A cet âge encore, la mortalité féminine est plus élevée que celle des garçons. En France, pour 100 décès de femmes de cet âge, il y a 89,6 décès de garçons.

A Lyon, je trouve 10,38 pour les garçons et 10,56 pour les filles ; la différence est moins accentuée. Elle correspond à 98,3 décès du sexe masculin pour 100 décès du sexe féminin.

Mortalité de 20 à 25 ans. — Elle est en France de 10,6 pour les hommes ; j'ai trouvé 11,6 à Lyon.

Pour les femmes de 11,35, et de 11,48 pour l'ensemble du groupe.

Mortalité de 25 à 30. — Elle de 11,62 pour les hommes et de 9,67 pour les femmes, soit 10,65 pour l'ensemble du groupe (1).

Mortalité de 30 à 40. — La mortalité générale de ce groupe est de 9,28 par 1.000 en France ; je trouve 12,85 pour Lyon.

Mais, contrairement à ce qui se passe en France, où la mortalité générale des femmes de cet âge est plus forte que celle des hommes (89 décès masculins pour 100 féminins), je

---

(1) Bertillon ne donne que la mortalité de 2*7* à *30* pour les deux sexes.

Elle est de 9.31 (mortalité générale) pour la France ; de 9.1 pour les femmes, et de 9,56 pour les hommes ; soit 105,6 pour les hommes, quand elle de 100 pour les femmes.

A Lyon, je trouve 11,60 pour l'ensemble du groupe ; 11,61 pour les hommes, et 10,51 pour les femmes, soit 110 pour les hommes.

trouve 13,22 pour les hommes, et 12,49 pour les femmes ; soit 105,9 décès masculins pour 100 décès féminins.

On peut dire qu'à partir de l'âge de 20 ans, la mortalité du sexe masculin l'emporte de beaucoup sur celle du sexe féminin à toutes les périodes, et qu'elle est infiniment plus forte de 20 à 40 ans, que dans le reste de la France où elle prélève déjà un tribut plus douloureux que dans tous les autres pays (1). Ce surcroît de la mortalité masculine doit être attribuée, en partie du moins, aux nombreuses victimes des professions industrielles.

Mortalité de 40 *à* 50. — Elle est de 11,88 décès par 1.000 pour la France, et 14,1 pour le département du Rhône.

Je trouve 16,96 pour Lyon (ensemble du groupe), 18,74 pour les hommes, et 15,07 pour les femmes, soit 124,3 décès du sexe masculin pour 100 décès du sexe féminin. La proportion des décès d'hommes n'est que de 106,1 dans la France. Elle est de 121 dans la Seine, où la mortalité générale du groupe est de 16,3.

Mortalité de 50 *à* 60. — Elle s'élève à 19,7 pour la France, à 21 dans le département du Rhône et 26,6 dans celui de la Seine.

Je trouve 28,29 pour Lyon, soit 30,63 pour les hommes et 25,96 pour les femmes ; 117,9 décès d'hommes pour 100 décès de femmes. Pour 100 décès du sexe féminin on compte en France 112 décès masculins ; 135 dans le département de la Seine.

Mortalité au-dessus de 60 *ans.* — La mortalité générale est de 70,5 pour la France, soit de 70,2 pour les hommes et de 70,7 pour les femmes.

Ces chiffres sont bien plus élevés à Lyon, où nous savons que la proportion de vieillards est bien plus considérable que dans le reste de la France et que dans le département de la Seine.

Je trouve, en effet, 71,40 pour les hommes et 92,99 pour les femmes.

(1) C'est seulement de 20 à 25 ans que la mortalité des femmes est plus élevée que dans les autres nations de l'Europe.

Mortalité par état civil.

1° *Des célibataires.* — Je ne comprends dans ce groupe que les célibataires masculins âgés de plus de 20 ans, puisqu'il s'agit de voir comment l'état civil modifie la mortalité des groupes. Or, à Lyon, les mariages des garçons au-dessous de 20 ans sont rares et en quantité négligeable.

Quant aux filles je les compte à partir de 16 ans.

La mortalité des célibataires des deux sexes réunis est de 19,56 par 1.000. Elle est de 21,24 pour les garçons et de 17,88 pour les filles.

Bertillon compte 14,34 pour les célibataires mâles (il abaisse le groupe jusqu'à la limite de 18 ans), et de 13,41 pour les filles dans la France entière, et dans la Seine de 16,4 pour les célibataires mâles, et de 17,7 pour les filles.

Mortalité des époux. — Je trouve pour Lyon (les chiffres deviennent dès lors exacts, la population inscrite étant indiquée dans les recensements), une mortalité générale (deux sexes réunis) de 17,78, et, par sexe, de 19,95 pour les époux, et de 15,61 pour les épouses.

En France, la mortalité des époux est de 17,85 et de 15,82 pour les femmes. Dans le département de la Seine : 18,4 pour les hommes mariés et 15,2 pour les femmes.

Mortalité des veufs et des veuves. — Les deux sexes réunis me donnent une mortalité de 89,25 ; mais la proportion est bien différente si on étudie les sexes séparément ; je trouve, en effet, 112 pour les veufs et 66,51 pour les veuves.

En France, elle est de 68,6 pour les veufs et de 54,3 pour les veuves.

Influence de l'état civil sur la mortalité. — Si nous récapitulons les données précédentes, nous voyons se vérifier les lois générales, classiques en démographie sur l'influence du mariage, à savoir : les gens mariés meurent moins que les célibataires ; les veufs meurent dans des proportions énormes, même plus que les célibataires.

Nous avons, en effet, les chiffres suivants pour l'ensemble

de la population : 19,56 pour les célibataires, 17,78 pour les gens mariés et 89,25 pour les veufs.

On pourrait invoquer, en ce qui concerne les veufs, pour expliquer leur énorme mortalité, que leur âge moyen est plus élevé que celui des autres groupes. Mais cette explication tombe devant ce fait, que les jeunes veufs ou veuves meurent dans des proportions plus grandes encore que leur groupe correspondant.

Ainsi, en prenant le groupe de 25 à 30, dans lequel les représentants de chaque état civil sont en nombre suffisant, je trouve 10,33 pour les célibataires, 8,73 pour les gens mariés, et 63,53 pour les veufs des deux sexes. Or, si on n'envisage que la population masculine de ce groupe, l'écart est bien plus grand encore ; je trouve, en effet, 12,11 pour les garçons ; 8,58 pour les époux et 200 pour les veufs !

Recrutement. — Il est impossible d'établir une comparaison rigoureuse entre les résultats actuels du recrutement et ceux des années antérieures aux nouveaux règlements militaires. Les sujets qui, autrefois, étaient exemptés pour défaut de taille ou faiblesse de constitution sont maintenant ajournés à l'année suivante, et quelques-uns d'entre eux sont inscrits deux ou trois années de suite. Les décisions des conseils de révision ne reposent plus sur les mêmes bases.

De 1854 à 1863, la proportion des exemptés était de 347,8 pour 1.000 inscrits, dont 62 pour défaut de taille, 83 pour faiblesse de constitution, et 202,8 pour diverses infirmités.

Dans la période quinquennale de 1882 à 1886, la moyenne annuelle des inscrits a été de 2.406, dont 321,2 exemptés définitivement pour infirmités diverses, soit 133,5 pour 1.000 inscrits ; 356,4 sont ajournés, soit 148,18 pour 1.000 inscrits.

En vertu des anciens règlements, la plupart des ajournés auraient été définitivement exemptés, et pour comparer les résultats actuels avec les autres nous pouvons dire que sur une moyenne annuelle de 2.406 inscrits, 677,6 sont exemptés ou ajournés, soit une proportion de 281,68 pour 1.000 (au lieu de 347,8 dans la période de 1854 à 1863.

Les ajournements pour faiblesse de constitution sont actuellement de 125,4 pour 1.000 et de 22,78 pour défaut de taille.

Je n'étudierai pas en détail les différentes infirmités, causes d'exemption, malgré l'intérêt que cette étude présenterait au point de vue des caractères pathologiques de la race ; les chiffres que j'ai entre les mains ne portent que sur un espace de cinq ans, ce qui est insuffisant.

Suicides. — La proportion des suicides est assez constante à Lyon, surtout pour les femmes qui en fournissent régulièrement 20 à 25 annuellement.

On compte sur la population totale une moyenne de 99 suicides, soit 2,46 pour 10.000 habitants ; les hommes donnent une moyenne de 75 et les femmes de 24. Si on rapporte ces chiffres au nombre des habitants des deux sexes âgés de 15 à ω (le suicide au-dessous de 15 ans étant exceptionnel), on a les résultats suivants : le sexe masculin (de 15 à ω) forme une proportion de suicides égale à 5,038 sur 10.000. Pour le sexe féminin, la proportion tombe à 2,460.

J'ai suffisamment exposé dans le cours de ce travail les conditions qui peuvent enlever une partie de leur valeur et de leur précision aux chiffres que je viens de donner pour n'avoir pas à y revenir. Mais je tiens à rappeler que ce travail ingrat est avant tout un cadre que le temps, en accumulant des matériaux, nous permettra de remplir ou de modifier à la longue.

Si on me demande de résumer mon impression générale sur le mouvement démographique de notre ville, je n'aurais qu'à répondre que toutes les plaies qui font saigner la France sont encore plus profondes et plus vives chez nous que dans le reste du pays.

Malgré la forte proportion de jeunes femmes et de jeunes hommes qui compose la population lyonnaise, la fécondité s'abaisse à ses dernières limites. La mort frappe plus cruellement que partout ailleurs la population infantile, les adolescents et les hommes de 20 à 40 ans ; la nuptialité générale donne, au premier abord, des résultats assez satisfaisants ; mais si on l'étudie de plus près on voit qu'il y a un nombre considérable d'unions tardives qui doivent ètre forcément stériles ; la mortinatalité est excessive, soit pour les naissances légitimes, soit pour les naissances illégitimes. Ce fait mérite d'attirer l'attention des pouvoirs publics et justifierait à lui seul le rétablissement des médecins vérificateurs des décès. Qui saura jamais le nombre d'infanticides cachés sous la déclaration de mort-nés ?

Je ne trouve qu'un fait consolant, c'est la diminution certaine et progressive de la mortalité générale depuis quelques années.

Je n'hésite pas à dire qu'une grande part de cet heureux résultat doit être rapportée à l'influence que vos travaux ont eue sur l'assainissement de la ville. Les discussions réitérées que vous avez faites des grands problèmes d'hygiène sociale et urbaine ne sont pas restées stériles. Les médecins des épidémies, les membres médicaux des Conseils d'hygiène appartenant à votre Société, tous ont été auprès des pouvoirs publics les interprètes fidèles de votre pensée et les instigateurs des mesures de salubrité que vous avez conseillées.

CHAPITRE III.

DU SOL DE LA VILLE DE LYON CONSIDÉRÉ AU POINT DE VUE DE L'HYGIÈNE.

Au moment de commencer une nouvelle série d'études sur les *maladies régnantes*, il m'a semblé utile d'examiner au préalable les conditions hygiéniques de la ville de Lyon, qui dépendent de son milieu naturel, c'est-à-dire de l'atmosphère et du sol. Je m'occuperai en premier lieu de celles qui tiennent au sol, dont l'influence pathogène est beaucoup plus grande que celle de l'air, et qui même, dans bien des cas où ce dernier peut être incriminé, est le point de départ du principe nuisible.

En effet, malgré leur constitution si différente, le sol et l'atmosphère ne sont pas indépendants l'un de l'autre; ils se modifient réciproquement par un échange incessant de vapeurs, de principes gazeux, de poussières et de germes. C'est le sol qui a le rôle principal dans ces échanges : tout vient de lui, tout retourne à lui et il est le plus actif modificateur de notre milieu.

L'homme subit nécessairement le contre-coup de ces échanges, et, si l'on rattache au support les eaux superficielles et profondes, qui en sont inséparables au point de vue hygiénique, on doit admettre que sa santé dépend bien plus du sol qui le porte que de l'air qu'il respire. Abstraction faite des causes cosmiques, régies par les radiations solaires et non inhérentes à l'atmosphère, telles que le chaud et le froid, on peut dire que la *plupart des maladies naissent d'une influence tellurique directe ou indirecte.*

Je ne sais si cette proposition a jamais été formulée d'une manière aussi absolue, mais elle me paraît trop fondée et trop capitale pour ne pas consacrer quelques lignes à son développement. D'autant plus que cela me fournira du même coup l'occasion d'exposer aussi brièvement que possible les données scientifiques sur lesquelles reposent ce travail.

Pour se faire une idée exacte de l'importance relative du sol et de l'atmosphère, au point de vue hygiénique, il suffit de mettre en opposition la part inégale que ces deux parties constituantes de notre milieu prennent dans leurs modifications réciproques.

Il est un premier fait qui est bien de nature à frapper l'esprit, c'est que dans tous les lieux de la terre l'air atmosphérique a une composition chimique invariable : quelques dixièmes d'oxygène, quelques millièmes d'acide carbonique en plus ou en moins, c'est-à-dire des variations bien plus insignifiantes que celles produites en quelques minutes dans l'air confiné de nos habitations par le séjour de l'homme. Voilà ce que les plus habiles chimistes ont constaté par les nombreuses analyses faites dans toutes les parties du monde. Maintes fois, pendant les grandes épidémies, on a étudié minutieusement l'air des lieux infestés, sans jamais y trouver la moindre modification capable d'expliquer la naissance et la propagation du fléau. On est donc en droit de considérer que notre milieu n'est pas sensiblement modifié par les faibles variations de la composition chimique de l'air.

Les travaux de Pasteur et de Miquel ont mis en évidence un second fait encore plus important que le premier. C'est que, si les couches inférieures de l'atmosphère renferment une très grande quantité de germes, le nombre de ces microorganismes va en diminuant à mesure qu'on s'éloigne de la surface du sol. A une certaine distance des côtes, l'air de la mer en est totalement dépourvu, tandis qu'ils se montrent de nouveau et deviennent de plus en plus nombreux à mesure qu'on se rapproche du rivage. Il en est de même si on s'élève à une certaine hauteur. Déjà au faîte du Panthéon leur nombre est notablement moindre qu'au pied du monument, et chacun sait qu'au sommet des hautes montagnes ils disparaissent à peu près complètement.

Nous pouvons ajouter un troisième fait, qui ne le cède en rien aux deux autres, au point de vue de sa valeur hygiénique. Jusqu'à présent, on n'a jamais constaté la présence de microbe pathogène dans l'atmosphère, tandis qu'on en connaît déjà plusieurs espèces dans le sol. En vain on s'est placé dans les conditions les plus favorables, ni le microscope, ni l'expérimentation n'ont pu en démontrer l'existence dans l'air des chambres de malades, des salles d'hôpitaux, ni même dans l'air des égouts. Quand bien même ces résultats négatifs seraient un jour contredits par de nouvelles recherches, il n'en est pas moins certain qu'il y a une très grande différence d'activité entre les germes du sol et ceux de l'atmosphère.

En résumé, l'air, immuable dans sa composition, offre à l'homme un milieu constant; il est d'autant plus pauvre en microorganismes, qu'il est recueilli à une plus grande distance du sol; l'air le plus chargé de germes ne semble pas avoir de propriétés pathogènes actives.

Il en est tout autrement du sol dont la nature et les propriétés, variant à l'infini, modifient de mille manières les conditions biologiques des êtres qu'il supporte. Sans parler de son action sur le développement physique de la race qui dépend de sa fécondité, de la qualité des eaux, de sa végétation, le sol agit puissamment sur notre milieu par son degré d'humidité, par ses matières organiques et par les émanations qu'il dégage.

Cette influence n'est pas liée à la nature et à l'espèce géologique des roches; elle dépend de certaines propriétés physiques que possèdent à des degrés divers tous les terrains, et de la quantité de matières organiques que ceux-ci renferment.

Les sols en apparence les plus compacts présentent toujours un certain degré de *porosité* et de *perméabilité*. Ces deux propriétés physiques, qu'il ne faut pas confondre, priment tous les autres caractères au point de vue hygiénique. Les

particules qui composent un terrain sont plus ou moins irré-
gulières et laissent entre elles des espaces vides, comme ceux
qui existent dans une pile de boulets. Le rapport entre les
pleins et les vides donne le degré de *porosité*.

La *perméabilité* dépend de la plus ou moins grande facilité
avec laquelle les gaz et les liquides circulent dans ces espaces; elle n'est pas toujours exactement proportionnelle à la
porosité. Ainsi un volume donné de grains de plomb contient
une plus grande quantité de vides qu'un même volume de
balles; son degré de porosité est plus élevé; mais, par contre,
les espaces laissés entre les balles sont plus larges et forment
des canaux où les fluides s'écoulent plus librement, la perméabilité est plus grande dans ce dernier cas. Il en est ainsi
quand on compare des couches de gravier et de sable au point
de vue de leur porosité et de leur perméabilité.

Les espaces vides, les pores du terrain sont toujours remplis par de l'air, des vapeurs ou par de l'eau, et en réalité
notre milieu gazeux n'est pas limité à la surface du sol,
mais il y pénètre jusqu'à une certaine profondeur, variable
suivant les lieux, c'est-à-dire jusqu'à la couche où les pores
sont exactement remplis par l'eau (nappe souterraine).

L'air en pénétrant dans le sol y subit des modifications qui
dépendent avant tout de la quantité de matières organiques
qu'il y rencontre. Quand la vie n'existe pas à la surface,
comme c'est le cas dans les terrains des déserts, la composition de l'air tellurique est la même que celle de l'atmosphère.
Dans les lieux cultivés ou habités, où les matières organiques
sont toujours abondantes, l'air souterrain perd une partie de
son oxygène et se charge d'acide carbonique et de gaz impurs (hydrogène sulfuré et ammoniaque).

Cet air souterrain ne reste pas immobile; il suit les lois
connues de la diffusion des gaz; il subit l'influence de la
poussée des vents et les variations de température et de pression barométrique; il circule et se renouvelle, il est en un
mot soumis à des mouvements semblables, mais plus lents
que ceux de l'air ambiant.

Si le terrain est sec et très perméable, il se renouvelle aisément et emporte au loin les produits de décomposition des matières organiques; si le terrain est peu perméable ou si les pores sont déjà en grande partie remplis par de l'eau, son renouvellement est plus lent; il est stagnant et se charge de plus en plus de principes impurs.

Les écarts de température qui existent entre l'atmosphère et le sol favorisent les mouvements des gaz telluriques. En automne et en hiver, par suite de la thermalité plus grande du sol, il y a un courant ascendant d'air impur qui non seulement vient souiller les couches atmosphériques inférieures, mais qui pénètre dans l'intérieur des maisons (1). Ce courant est moins marqué dans les autres saisons. Ainsi, même au point de vue de la composition chimique, le sol est un puissant modificateur de notre milieu respiratoire.

Dans nos climats, la fréquence des pluies est toujours très grande et leur quantité dépasse notablement l'évaporation pendant une grande partie de l'année. La surface du sol reçoit une forte proportion des eaux météoriques, qui pénètrent plus ou moins vite et plus ou moins profondément, suivant le degré de perméabilité des couches qu'elles rencontrent. De même que pour les gaz, le degré de perméabilité à l'eau n'est pas exactement proportionnel à la porosité du terrain; ainsi l'argile, relativement très poreuse (40 °/₀), est en réalité imperméable à l'eau, car ses pores étant très fins, l'action de la capillarité retient avec énergie les liquides qui y ont pénétré et s'oppose à la circulation d'une nouvelle quantité d'eau.

Suivant que la couche imperméable est plus ou moins éloignée de la surface, la localité est plus ou moins salubre. Je n'ai pas besoin d'insister sur les inconvénients bien connus qui résultent d'un excès d'humidité des couches superficielles; d'ailleurs j'aurai à y revenir à propos des qualités propres au sol lyonnais. Il n'est pas douteux qu'au point de vue

(1) La pénétration de l'air souterrain dans nos logements est démontrée expérimentalement. A ceux qui en douteraient, il suffit de rappeler les cas d'asphyxie par le gaz d'éclairage, dus à la rupture d'une conduite dans la rue.

des propriétés hygrométriques de notre milieu et des dangers qui tiennent à un excès d'humidité, le sol ne joue un rôle plus actif encore que celui de l'air atmosphérique.

Les terrains imprégnés de matières organiques contiennent un nombre considérable de microbes qui en opèrent la transformation. A côté d'espèces inoffensives, il en est de pathogènes. Ces microorganismes vivent habituellement dans les couches les plus superficielles et ne paraissent pas être entraînés à une grande profondeur par les eaux de pluie, du moins il en est ainsi en plein champ. Dans les villes où l'apport des germes est incessamment renouvelé par les liquides infectieux, les excréments, les eaux ménagères, etc., ils pénètrent plus profondément, mais ils sont surtout déposés dans le sous-sol par les fosses d'aisance.

Les germes du sol peuvent-ils y cheminer dans un sens ou dans l'autre à une certaine distance, sont-ils entraînés par les eaux de pluie, par les courants capillaires ou par les courants gazeux ? Il n'est pas probable que les courants gazeux qui s'opèrent du sol vers l'atmosphère puissent entraîner les bactéries ; la terre est un excellent filtre qui les en dépouille. D'autre part, si la surface du sol est humide, le vent le plus violent n'entraîne que de la vapeur d'eau et est impuissant à déplacer les bactéries adhérentes à la surface du terrain.

Le mélange des germes du sol avec l'atmosphère ne peut avoir lieu que si cette surface desséchée est soulevée en poussière. Que des infections aient lieu par ce mécanisme, cela est possible, mais ces faits sont infiniment moins fréquents qu'on ne le supposait jadis. La dilution des germes pathogènes dans l'air ambiant est telle, qu'une infection *à distance* par cet intermédiaire est à peine admissible.

Les bactéries du sol sont transportées à l'homme par bien d'autres voies que celle de l'atmosphère : par les aliments, par les outils, par un contact direct avec la terre, etc. ; mais c'est surtout par l'eau souterraine que le transport s'effectue, quand elle sert aux usages journaliers et d'eau de boisson. Abstraction faite des cas où la contagion a lieu à l'intérieur des habitations et dans le voisinage immédiat des malades, cette cause d'infection est infiniment plus fréquente que celle qui est due au transport par l'air.

Je n'insisterai pas davantage sur ces généralités, qui m'ont paru nécessaires pour bien faire connaître les principes scientifiques qui doivent diriger mes futures études des maladies régnantes. Le peu que j'en ai dit suffit à indiquer qu'il faut chercher la source de ces maladies bien moins dans les qualités de l'air que dans les propriétés hygiéniques du sol.

Quoique celles-ci soient indépendantes du rang stratigraphique des terrains qui forment le sol de la localité, et qu'elles tiennent uniquement aux propriétés physiques dont nous avons parlé plus haut, je crois utile d'exposer en quelques lignes l'histoire géologique du territoire de la ville de Lyon, avant d'examiner les conditions hygiéniques qui en dépendent.

RÉSUMÉ GÉOLOGIQUE DU TERRITOIRE DE LA VILLE DE LYON (1).

Au début des temps géologiques, le sol profond qui supporte le territoire de Lyon faisait partie de la côte orientale

(1) La géologie du sol de la ville de Lyon a été très bien étudiée dans ces dernières années par M. Falsan et par M. A. Locard, qui ont pu mettre à profit les travaux exécutés pour le percement des tunnels de Saint-Paul, de Saint-Irénée, et pour le forage d'un très grand nombre de puits dans divers quartiers de la ville.

M. Jourdan avait étudié auparavant les terrains mis à découvert par le tracé du chemin de fer de la Croix-Rousse. On sait d'ailleurs que l'école géologique lyonnaise tient un des premiers rangs dans la science, je n'ai qu'à rappeler les noms de Leymerie, de Fournet, de Falsan, de Fontanes, de Jourdan, de Drian, de Locard, de Chantre, etc.

Le professeur Lacassagne a publié dans son premier volume des comptes-rendus du Conseil d'hygiène une étude très complète de la géologie de la région lyonnaise, faite par un de nos confrères qui compte déjà au nombre des géologues les plus distingués, M. le docteur Depperret.

Ceux de nos lecteurs que ces questions intéressent consulteront avec fruit ce mémoire, qui résume avec clarté tous les travaux de l'école lyonnaise.   E. C.

de cette île de granit, qui constitua le plateau central de la France et qui fut le premier noyau de la terre de notre patrie.

Pendant une période de temps incommensurable, il avait vu s'accomplir autour de lui bien des révolutions sans y prendre part, quand survint une ère de bouleversement qui changea son aspect et dessina les premiers linéaments de sa configuration actuelle. A ce moment le rebord granitique de l'île dont il faisait partie se brise et s'affaisse juste à son niveau, en creusant une dépression qui devint la vallée du Rhône et de la Saône ; le massif du Mont-d'Or se soulève en faisant émerger les dépôts abandonnés par les mers secondaires ; une autre partie du sol se déprime et par suite de cet abaissement de niveau, la mer Helvétienne pénètre et s'étale jusqu'au pied de nos coteaux. Les rochers de gneiss et de granit, qui représentaient alors nos collines de Sainte-Foy, de Saint-Irénée, de la Croix-Rousse, formaient des falaises à cette mer et des récifs tantôt battus, tantôt recouverts par les flots.

La mer helvétienne laissa déposer une masse énorme de sables quartzeux et micacés, enlevés par les eaux de pluie aux roches désagrégées du plateau central, qui remplirent les vallées du Rhône et de la Saône et les dépressions qui existaient entre les récifs (sables de la mollasse). Puis elle fut définitivement chassée loin de nous par un exhaussement du sol. Le fond sur lequel elle avait abandonné les coquilles de ses mollusques se trouve actuellement sur les flancs du promontoire de la Croix-Rousse à la hauteur de la rue du Commerce.

Son retrait s'étant effectué lentement, ses rivages formèrent des lacs saumâtres, puis des étangs d'eau douce, qui se remplirent de dépôts marneux et argileux dans lesquels on retrouve des ossements d'hipparions (espèce voisine des chevaux (*miocène supérieur*).

Sables de la mollasse, marnes à hipparions furent à leur tour recouverts par des sables ferrugineux, des argiles, des marnes dont les assises superposées se retrouvent au-dessus de la rue du Bon-Pasteur près de la maison Gravillon. Les débris végétaux et animaux que ces derniers dépôts renferment témoignent que notre pays jouissait au moment de leur formation d'un climat semblable à celui de l'Afrique du Nord : des éléphants, des mastodontes, des rhinocéros erraient alors dans des prairies bordées de grenadiers et de lauriers roses.

Une profonde modification climatérique va cependant se produire. Des pluies abondantes et fréquentes rendent l'atmosphère plus froide ; la neige, qui ne fond plus qu'incomplètement pendant des étés trop courts, commence à s'accumuler sur le haut des montagnes ; c'est la période *préglaciaire*, pendant laquelle des fleuves d'une puissance énorme laissèrent déposer ces immenses bancs de gravier qui couvrent les plateaux des Dombes, de Fourvières et les collines de Décine, de Bron et de Vénissieux.

Puis vint la période glaciaire si bien étudiée par MM. Chantre et Falsan : sous l'influence de la persistance du froid et de l'humidité, les glaciers des Alpes prirent une extension prodigieuse, ils s'avancèrent jusqu'à Lyon où ils rencontrèrent sur les hauteurs de Sainte-Foy et de Fourvières d'autres glaciers, descendus en sens inverse des sommets des montagnes du Lyonnais et du Beaujolais. La plupart des hauteurs voisines sont recouvertes de boues glaciaires avec des cailloux rayés et des blocs erratiques détachés du Jura et des Alpes.

Signalons en passant que la première race humaine de notre pays, celle de Solutré, vivait à cette époque rigoureuse au milieu des antilopes, des rennes et des gigantesques mammouths.

La fonte des glaciers produisit d'énormes masses d'eau et donna naissance à un fleuve qui fut l'aïeul de notre Rhône, et dont le lit s'étendait des balmes de Saint-Clair aux collines de Bron et de Vénissieux. C'est lui qui a laissé déposer l'immense quantité de sables et de graviers (alluvions post-glaciaires) qui remplit cet intervalle.

Un exhaussement progressif du sol mit à jour ces dépôts,

et le Rhône actuel devenu moins puissant se creusa un nouveau lit dans cette masse d'alluvions, à une vingtaine de mètres en contre-bas.

Telles sont, très sommairement racontées, les grandes étapes de la formation de notre sol. Je m'empresse d'ajouter qu'il est bien inutile d'insister plus longuement sur ces données géologiques, puisque, avons-nous dit, les qualités hygiéniques d'un sol dépendent bien plus de ses propriétés physiques que de l'âge des roches qui le forment. C'est à ce point de vue que nous allons examiner maintenant comment se répartissent dans les différents quartiers de notre ville les dépôts laissés par ces révolutions géologiques.

ÉTUDE HYGIÉNIQUE DES FORMATIONS GÉOLOGIQUES.

Le granit (ou le gneiss) forme l'ossature des collines lyonnaises ; il se montre à nu en différents points de la ville : vers l'Homme-de-la-Roche, au fort Saint-Jean, au pont de la Mulatière ; il affleurait autrefois dans le lit de la Saône sous le pont de Nemours ; partout ailleurs comme dans la rue Bât-d'Argent, à Bellecour, il faut creuser jusqu'à une profondeur de 20 à 24 mètres pour le rencontrer. Cette roche est trop profondément située pour avoir une influence directe sur nos conditions hygiéniques. Ce sont les couches qui la recouvrent qui seules peuvent avoir une action sur notre milieu ; mais celles-ci sont bien différentes suivant qu'on les étudie sur les collines ou dans la partie plane de la ville. Nous examinerons tout d'abord celles qui appartiennent au coteau de Sainte-Foy, de Saint-Irénée et de Fourvières (1).

Collines de Sainte-Foy, Saint-Just, Fourvières. — La surface de ces collines est presque de partout revêtue par une couche de terre végétale plus ou moins épaisse, qui repose sur le *lehm* ou *terre à pisé* ; à une profondeur de 5 à 6 mètres, on rencontre un terrain imperméable, formé de cailloux striés et de blocs erratiques, unis par un ciment solide. Au-dessous du terrain erratique et des alluvions gla-

(1) Voir la planche.

de l'ouest à l'est

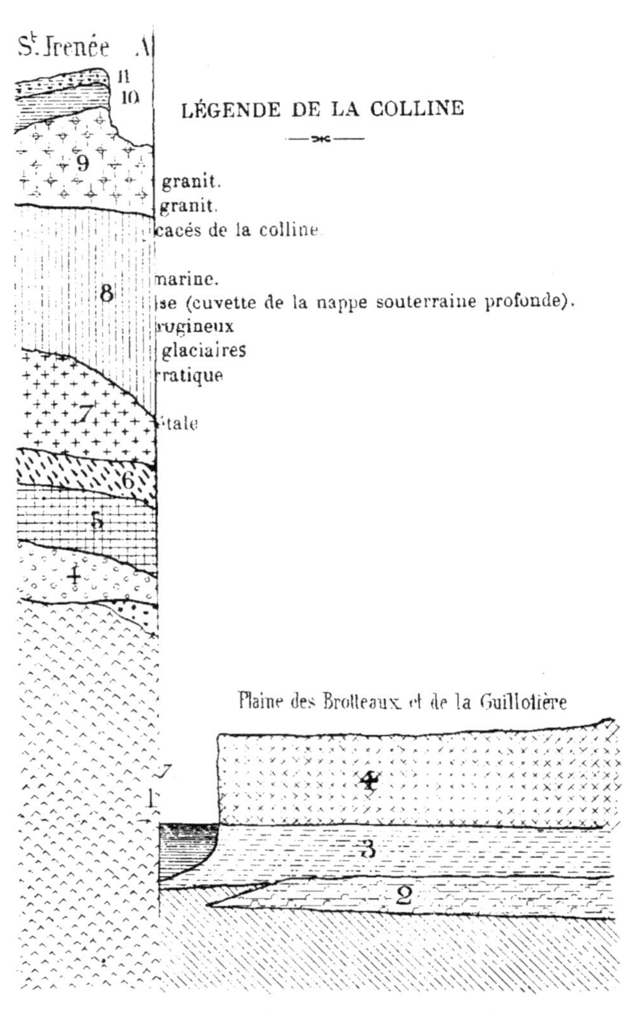

St Irenée A
11
10
9
8
7
6
5
4
7
1
LÉGENDE DE LA COLLINE
granit.
granit.
cacés de la colline.
marine.
se (cuvette de la nappe souterraine profonde).
rugineux
glaciaires
rratique
tale
Plaine des Brotteaux et de la Guillotière
4
3
2

Coupe géologique demi-schématique du sol de la ville de Lyon de l'ouest à l'est
et passant par la colline de Saint-Irénée.

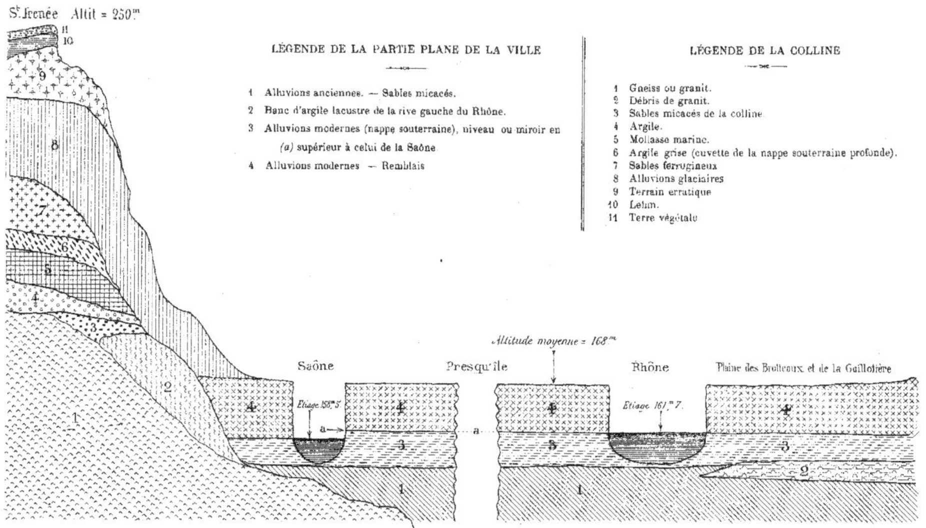

ciaires vient une masse énorme de sable et de gravier qu'il faut traverser jusqu'à une profondeur de 45 mètres environ pour parvenir à un banc d'argile formant cuvette et supportant la nappe souterraine profonde. Quant aux couches sous-jacentes, elles sont sans intérêt pour nous (1).

La terre végétale est caractérisée par sa richesse en matières organiques et par les nombreux germes qu'elle renferme. Beaucoup sont pathogènes. Les bacilles de l'œdème malin, ceux du tétanos infectieux se trouvent presque exclusivement dans la terre arable. Il n'est peut-être pas de produit dans la nature qui, injecté aux animaux, fasse naître aussi facilement une infection. Si on inocule des souris, des cobayes avec de la terre on obtient des accidents mortels en plus grand nombre que si on les inoculait avec des liquides putréfiés.

Dans les conditions ordinaires, la terre végétale est inoffensive pour l'homme quand elle est cultivée; elle devient très redoutable quand elle est depuis longtemps inculte ou qu'elle forme un sol vierge.

Les effluves qui se dégagent à la suite des travaux de défrichement sont aussi meurtriers que ceux des pays marécageux et ils donnent naissance aux mêmes accidents. Quand un groupe humain vient s'établir sur un pareil sol, les premières générations payent un cruel tribut à son insalubrité, elles sont décimées; puis, peu à peu les accidents cessent. La terre végétale perdrait-elle donc dans les villes son insalubrité première ou bien ses effluves sont-ils masqués par des conditions particulières? De nombreux faits prouvent que l'influence tellurique n'est pas éteinte et qu'il suffit de creuser le sol pour réveiller son activité. C'est ce qu'on a observé à Paris lors du creusement du canal Saint-Martin et à l'époque de la construction de ses fortifications. On a vu également des cas de fièvre intermittente et pernicieuse

(1) Au-dessous de cette couche d'argile grise se trouvent un banc épais de mollasse marine avec noyaux argileux, puis une couche d'argile et de sables micacés qui recouvrent les terrains primitifs formés de gneiss avec des filons de granit et d'amphibolite.

éclater à Lyon à l'occasion des grands travaux de terrassement.

La terre végétale dans les villes reçoit en outre toutes les matières organiques qui proviennent du séjour de l'homme ; la souillure humaine s'ajoute à l'autre sans la détruire. Son degré d'impureté ne ferait donc qu'augmenter avec le temps sans l'activité prodigieuse des microbes nitrificateurs qui ont la mission de restituer au monde minéral, sous forme de produits inoffensifs, les débris de la vie organique. En définitive, la salubrité de la couche de terre végétale dépend de la balance plus ou moins parfaite entre l'apport et la destruction des matières fermentescibles, c'est dire qu'elle dépend des habitudes de propreté des habitants, de l'entretien de la voie publique et de la surface du sol des cours et de l'écoulement régulier des eaux ménagères.

La couche qui vient après nous intéresse beaucoup au point de vue hygiénique ; elle a une profondeur de 4 à 5 mètres. C'est dans son épaisseur que reposent les assises des habitations et de leurs dépendances et c'est dans cette couche que sont creusés les puits superficiels. Elle est formée d'un mélange de sable et d'argile en proportions variables, en moyenne de une partie de sable et de cinq parties d'argile : c'est le *lehm* ou la terre à pisé.

Les géologues classent le lehm parmi les terrains perméables, mais les hygiénistes ne sont pas de cet avis, car ils ne confondent pas la porosité avec la perméabilité.

Le lehm a, il est vrai, un degré de porosité élevé (55 °/₀. Ce nombre indique que les vides, les interstices qui existent entre les particules qui le composent forment 55 °/₀ de la masse totale ; mais les canaux représentés par ces interstices sont très étroits et les fluides gazeux ou liquide n'y circulent qu'avec peine. On a calculé qu'il ne passe qu'un demi-litre (59 centilitres) d'air dans une couche de lehm, lorsqu'il passe 100 litres dans une couche de gravier placée bien entendu dans les mêmes conditions expérimentales.

Le lehm est si peu perméable qu'il diminue beaucoup la perméabilité des terres auxquelles il est mélangé. Du sable pur laisse filtrer 45 litres d'air, tandis qu'un mélange à partie égale de sable et de lehm ne laisse plus passer dans les mêmes conditions que 1 litre et 9 centilitres. Voici d'ailleurs quelques chiffres qui montrent le degré de porosité et de perméabilité, de différents terrains étudiés expérimentalement.

NATURE DES MATÉRIAUX (d'après Velitschkowsky)	POROSITÉ ou volume des pores pour 100	PERMÉABILITÉ A L'AIR
Gravier pur	49.7	100 *
Gravier et sable	32.9	62.33
Sable sans lehm	43.2	45.86
Sable avec lehm	52.1	1 09
Lehm et sable marneux	51.8	0.61
Lehm	55.8	0.59

(') Prise pour terme de comparaison.

TABLEAU D'APRÈS AMMON.—*Quantité d'air traversant une même épaisseur de terrain, à la même pression, dans l'unité de temps.*

NATURE DES MATÉRIAUX	QUANTITÉ ABSOLUE (litre)	RAPPORTÉE A 100
Lehm (poudre)	1.62	100
Kaolin	2.84	175
Sable calcaire et humus	3.32	204
Craie (poudre)	3.78	203
Sable calcaire pur	4.24	261
Sable quartzeux	16.80	1037

Tableau indiquant la diminution proportionnelle de la perméabilité à l'air d'un mélange de sable quartzeux et de lehm, en proportions variées :

S'il passe 100 litres d'air dans une couche de sable quartzeux pur, il en passe :

1/4 de lehm 3/4 sable quartz.	1/2 sable 1/2 lehm	1/4 sable 3/4 lehm	lehm
3.76	3.39	2.05	1.74

Le *lehm* qui, revêt la surface de toutes nos collines, au-dessous de la terre végétale, est donc un terrain dont la ventilation naturelle est peu active, même quand il est à l'état sec. C'est là une première condition fâcheuse, car une bonne ventilation souterraine facilite la destruction rapide des matières organiques et le départ de l'humidité.

L'eau de pluie qui tombe à la surface de la colline se divise en deux parts inégales ; l'une, la plus considérable, ruisselle sur les pentes et se rend directement à la rivière ; l'autre traverse la terre arable et s'infiltre dans le lehm, qui absorbe l'eau non à la façon d'une couche de sable, mais en la fixant avec énergie à la manière d'une éponge. Une fois qu'il en est saturé, il devient complètement imperméable, et s'il survient de nouvelles pluies, l'eau reste à sa surface ou s'accumule dans la couche de terre végétale. En conséquence, ni l'air ni l'eau ne circulent aisément dans un terrain de cette nature, c'est pour cela que les hygiénistes le considèrent comme imperméable.

Voici quelques données expérimentales qui indiquent avec quelle énergie le lehm pur ou mélangé retient l'eau :

Tableaux montrant la capacité du lehm pour l'eau.

1 mètre cube de matériaux saturés par eau renferme en kilogr. d'eau :

Sable fin	36 kil.
Gravier	54
Gravier très riche en lehm	117
Sable et lehm	130

Pour 100 volumes de la roche, il y a *n* volume d'eau :

Matériaux (d'après Meister)	volumes
Sol sableux (82 °/₀ de sable)	45.4
Sol à sable quartzeux	46
Sol crayeux	49.4
— argileux	50
— gypseux	52
— calcaire	54
— lehm	60
— tourbe	63.7
— humus	70

D'ailleurs, la couche de lehm de nos collines, fût-elle aussi perméable que le sable lui-même, que l'eau de pluie y séjournerait encore, puisquelle repose sur un terrain erratique absolument imperméable. Il résulte de cette constitution de l'écorce de la colline que les assises des maisons s'enfoncent dans un sol très riche en matières organiques, d'une ventilation naturelle peu active et toujours fortement imprégné d'humidité ; nous indiquerons plus loin les inconvénients qui dépendent de ces conditions du sol, en même temps que les mesures recommandées par l'hygiène pour s'en préserver.

Les puits superficiels, d'ailleurs peu nombreux, des collines de la rive droite de la Saône, recueillent les eaux de pluie qui ont traversé la couche de terre végétale et le lehm. Ils peuvent fournir une eau limpide et fraîche, mais fort suspecte au point de vue des qualités hygiéniques. La plus vulgaire prudence doit faire rejeter de la consommation une eau qui s'est filtrée au travers d'un terrain chargé de matières organiques.

Les puits profonds, plus rares encore, sont alimentés par une nappe souterraine dont le mode de formation mérite de nous arrêter un instant. Le revètement de terrain erratique n'est pas complètement imperméable à l'eau ; il présente des fissures, des crevasses, des points de dénudation par où pénètrent les eaux météoriques, qui vont s'assembler au-dessus du banc d'argile après avoir traversé une couche de sable de 30 à 40 mètres d'épaisseur. C'est cette nappe souterraine qui alimente les puits de Choullans, de l'hospice de l'Antiquaille ; c'est elle aussi qui a rendu si difficile le forage du tunnel de Saint-Irénée. Cette eau est d'excellente qualité, elle est pure de toute souillure organique et ne doit renfermer aucun germe. La Compagnie du chemin de fer la recueille dans un réservoir métallique et l'utilise pour le service de ses employés et de ses machines.

La *colline de la Croix-Rousse* a une formation géologique semblable à celle que nous venons de voir, ce qui nous permettra d'être beaucoup plus bref à son sujet. Les couches superficielles ont été bien étudiées jusqu'à une profondeur de 12 et 15 mètres, au moment des travaux du chemin de fer funiculaire, par le docteur Jourdan et par M. Fontanes (1). Celles qui nous intéressent au point de vue hygiénique sont encore la terre végétale et le lehm, comme sur la colline de Saint-Irénée.

Voici quelques indications que j'ai relevées sur la carte de Jourdan, reproduite et annotée par M. Fontanes, en évaluant rapidement les mesures de profondeur au décimètre :

		ÉPAISSEUR APPROXIMATIVE mèt. c.
Rue Saint-Marcel....	Terre remuée	3 75
	Lehm rouge	2
	Gneiss.	
Rue du Commerce...	Terre végétale	3 6
	Lehm	2
	Sable, cailloux (elephas intermedius)	2 80
	Sable et gravier ferrugineux	4
	Couche à fossiles marins	négl.
	Gneiss.	
Rue Tholozan..	Terre végétale	1
	Gravier et lehm	1
	Gravier et lehm blanc	0 60
	Argile bleue. grise, noire	3 60
	Argile et sable gris	1 20
	Sable et gravier à débris marins	0 80
	Argile calcaire (lentille de)	0 80
	Mollasse régulière présumée d'eau douce	3 20
	Gneiss.	
Rue Neyret	Terre végétale	0 80
	Lehm jaune	80
	Argile sableuse rouge	2 80
	Sable et gravier	4 80
	Graviers et blocs roulés	?
Rue du Bon-Pasteur.	Terre végétale	4 40
	Argile calcaire (dinotherium)	6 40
	Argile grise	2
	Argile noire	0 80
	Argile gris foncé	?

(1) Voir le volume VI des *Archives du Muséum de Lyon*.

20 mètres plus haut..	Terre végétale fait défaut.	
	Couche à unios....................	1 20
	Sable à grumeaux calcaires (rhinocéros pachygnothus)...................	2 40
	Mêmes couches que précédemment.	
Sommet............	Gravier et argile rouge.	
	Argile sableuse à débris porphyriques..	2
	Gravier blanc et blocs erratiques......	3 ?

A peu près de partout on trouve la terre végétale, le lehm et à mesure qu'on se rapproche du sommet, le terrain erratique ; au-dessous de ces couches superficielles quelques bancs d'argile ou des sables et des cailloux. Le gneiss est trop profondément situé pour avoir la moindre influence sur l'hygiène de ce quartier.

Les couches superficielles formées de boues glaciaires et disposées en pentes raides ne laissent pas s'infiltrer les eaux pluviales, qui ruissellent. On ne connaît pas de nappe souterraine profonde, analogue à celle que nous avons signalée dans la colline de Saint-Irénée ; mais il y a un certain nombre de puits superficiels, qui doivent être alimentés par l'eau imbibée dans le lehm et retenue par les argiles ou les dépôts erratiques sous-jacents. Ces eaux peuvent être agréables à boire, mais elles sont très suspectes au point de vue hygiénique, comme le sont d'ailleurs toutes les eaux de puits peu profonds, surtout quand ils sont creusés dans un sol depuis longtemps souillé par la présence de l'homme. Quant à leur composition minérale, elle varie d'un endroit à l'autre et souvent la variation est énorme entre deux puits très rapprochés. Toutes laissent à désirer et marquent un degré hydrotimétrique très élevé. Selligmann a noté 32 degrés pour l'eau du n° 8 de la place de la Croix-Rousse ; 55 degrés pour celle du n° 2 de la même place ; depuis le Jardin-des-Plantes jusqu'au pied de la colline, le degré hydrotimétrique varie entre 70 et 107 degrés.

Déjà insalubres au point de vue de leur composition chimique, ces eaux doivent être dangereuses par les matières organiques et les germes qu'elles renferment à coup sûr, par suite du peu de profondeur des puits et de la pollution des couches superficielles.

D'ailleurs toutes les autres considérations que nous avons présentées, au sujet de la nature et de l'humidité du sol des collines de Saint-Irénée et de Fourvières, s'appliquent à celle de la Croix-Rousse.

Partie plane de la ville. — Je passe à l'étude du sol de la partie plane de la ville que nous diviserons en presqu'île et en plaine de la rive gauche du Rhône.

Le sous-sol de la *presqu'île* a pour premier substratum le granit, qui n'apparaît qu'à une profondeur de 20 à 25 mètres. Au-dessus de lui se sont déposées les alluvions anciennes, formées de sable fin et de cailloux et différenciées des couches plus récentes par les parcelles de mica qui y abondent.

Sur ces alluvions anciennes reposent des sables et des graviers formant des lits inégaux, irréguliers, de composition très variable : tantôt constitués par des sables purs et fins, tantôt par des sables argileux, tantôt par des sables et par des graviers.

On ne trouve nulle part dans la presqu'île une couche imperméable continue, étendue entre le granit ou les alluvions anciennes et la superficie du sol. En quelques points, comme dans la rue d'Auvergne, sur la place Ampère, il y a des îlots d'argile plus ou moins profondément situés et qui ont été déposés dans les losnes formées par des anciens bras du Rhône, qui circonscrivaient autrefois les îles de Saint-Nizier, de Bellecour, et d'Ainay.

Plaine des Brotteaux et de la Guillotière. — La plaine de la rive gauche a la même constitution que la presqu'île, elle n'en diffère que par une particularité intéressante signalée par M. Arnould Locart. A 10 ou 12 mètres au-dessous du niveau des chaussées on observe une couche d'argile grise, plus ou moins bleuâtre, et de 4 à 5 mètres d'épaisseur.

Ce banc d'argile renferme des débris de mollusques d'eau douce, dont quelques espèces sont aujourd'hui disparues. Il a été déposé par d'anciens lacs, par des eaux stagnantes au-dessus de la couche d'alluvions anciennes à paillettes de mica, qui existe dans la plaine des Brotteaux comme dans la presqu'île.

Ce banc d'argile, bien que s'étendant sur une très grande surface, n'est pas continu, il fait défaut en certains points : ainsi à l'angle de la rue Vendôme et de la place Saint-Pothin on est descendu à 18 mètres de profondeur sans le rencontrer, quoique la sonde eût pénétré dans la couche la plus ancienne, celle des sables micacés.

Un banc d'argile analogue et de même origine existe aussi dans le quartier de Vaise, à une certaine distance des bords de la Saône, à mesure qu'on pénètre plus avant dans le cirque de Gorge-de-Loup.

Considérations hygiéniques sur le sol de la presqu'île et de la plaine de la rive gauche du Rhône. —Le sol de la presqu'île, du moins tel qu'il nous a été donné par la nature, ne laisse rien à désirer au point de vue de la pureté. C'est un sol d'alluvions, il est vrai, mais d'alluvions spéciales, dépourvues de matières organiques, entraînées, lavées par des eaux courantes et limpides ; car il ne me paraît pas douteux qu'elles ont été abandonnées à peu près exclusivement par le Rhône et que la Saône n'a pris qu'une part très minime et indirecte à la formation de notre territoire. En effet le fleuve a une puissance d'érosion et de transport considérable infiniment plus grande que celle de la Saône (1). On sait avec quelle facilité il abandonne le long de sa route la masse énorme de matériaux que son courant entraîne : il suffit d'un remous, d'un obstacle, d'un repli du terrain pour que les galets et les sables s'amoncellent et édifient ces bancs, ces îles qui font le désespoir des ingénieurs de la navigation.

Les conditions les plus propices se trouvaient réunies au confluent du Rhône et de la Saône pour produire des atterrissements et le mode de formation de notre presqu'île est

____

(1) Le Rhône charrie et envoie annuellement à la mer 20 millions de mètres cubes de sédiments.

exactement comparable à celui des deltas qui existent à l'embouchure des « fleuves travailleurs. » Primitivement les deux rivières se réunissaient au pied du promontoire de la Croix-Rousse : la Saône s'infléchissant de l'ouest à l'est pour contourner le massif de Fourvières et le Rhône de l'est à l'ouest pour contourner celui des Dombes ; les deux courants se heurtaient de front avec une inégale force, et c'est évidemment le courant le plus impétueux, celui qui tenait en suspension les matériaux les plus lourds et les plus abondants, qui forma le premier atterrissement.

Les fleuves ont une grande tendance à se ramifier dans les terrains qu'ils ont abandonnés ; le moindre obstacle suffit pour qu'une partie du courant se détourne et se fraye une voie nouvelle. C'est ce qui eut lieu à la suite de ce premier atterrissement : le fleuve se bifurqua. Le bras primitif persista jusqu'au siècle dernier où il existait encore un canal de jonction entre le Rhône et la Saône, qui traversait la place des Terreaux ; la masse principale des eaux s'écoula par une seconde branche, constamment refoulée en aval par ses propres atterrissements.

La presqu'île s'est agrandie sans cesse par ce mode de formation qui s'est continué jusqu'à notre époque. Avant la construction de la digue de la Mulatière on voyait s'accroître d'année en année un banc de graviers déposé au niveau du confluent qui était le prolongement naturel de la presqu'île de Perrache. Sans l'intervention de la main de l'homme, la nature eût poursuivi son œuvre jusqu'au jour où les deux courants, suivant enfin une direction parallèle, comme ils le font aujourd'hui grâce à la digue séparative, ne se seraient plus mutuellement gênés dans leur course.

La presqu'île n'est qu'une sorte de delta formé par le Rhône, qui, plus élevé et plus rapide que la Saône, se jette en réalité dans les eaux presque immobiles de la rivière, comme il se jetterait dans un lac. Or, le Rhône qui, avant son entrée à Lyon, n'a pour affluents que des torrents, sauf la rivière d'Ain, charrie du sable, du gravier, des galets et très peu de limon ; ses dépôts ne contiennent donc qu'une très faible quantité de matières organiques.

Le sol de la plaine des Brotteaux et de la Guillotière, quoique formé aussi de sédiments déposés par le Rhône, nous présente des conditions hygiéniques originelles moins favorables que celles de la presqu'île.

Les terrains, sur lesquels s'élèvent actuellement de si belles constructions, étaient il y a un demi-siècle des délaissés marécageux dont le niveau dépassait à peine celui du Rhône et qui étaient envahis à la moindre crue. En quelques points même la nappe souterraine était constamment visible : elle formait au milieu des Brotteaux une sorte de mare, pompeusement décorée du nom de *lac* (1) ; elle apparaissait également à la Guillotière, sous la forme d'un fossé ou d'un ruisseau, encore représenté sur quelques plans de la ville dressés il y a 30 ou 40 ans.

Le banc d'argiles lacustres dont nous avons signalé l'existence dans toute la plaine de la rive gauche n'était en effet séparé de la superficie que par une faible épaisseur de terrain. Les eaux pluviales, les eaux d'inondation retenues par cette couche imperméable formaient des flaques stagnantes, qui faisaient de ces quartiers un vaste marais non moins dangereux que ceux de la Dombe. Aussi les fièvres intermittentes étaient-elles autrefois très fréquentes à Lyon. Toutes les couches de terrains déposées au-dessus du banc d'argile sont donc fortement imprégnées de matières organiques dont la décomposition est loin d'être terminée de nos jours.

Les terrains de la presqu'île et ceux de la rive gauche du Rhône, abstraction faite de l'influence du séjour de l'homme, diffèrent donc notablement, bien qu'ils aient une origine commune et qu'ils soient formés les uns et les autres des mêmes sables et des mêmes graviers. Ceux de la presqu'île sont pauvres en matières organiques et ils sont perméables à toute profondeur ; ceux de la plaine de la rive gauche sont fortement imprégnés de matières organiques paludéennes et

(1) Le nom de la rue du Lac rappelle ce souvenir.

ne sont perméables qu'à une profondeur de 12 mètres. Au-dessous du banc d'argiles lacustres, ils redeviennent aussi purs et aussi perméables que ceux de la presqu'île.

Le *régime hydrographique* souterrain de Lyon a quelque chose de bien spécial. Dans toutes les localités où il existe une rivière, l'eau souterraine alimentée par les pluies se dirige vers la rivière dont le niveau est habituellement plus bas que celui de la nappe. Il n'en est pas ainsi à Lyon.

Les eaux pluviales n'y prennent aucune part à la formation de la nappe souterraine ; le sol tassé par la circulation, recouvert de constructions, de trottoirs et de pavés, ne livre passage qu'à une quantité infime des 728 millimètres d'eau qui tombent annuellement à sa surface. Il suffit cependant de creuser à une profondeur de 6 à 8 mètres, suivant que le lieu exploré est plus ou moins éloigné des quais, pour rencontrer le niveau supérieur de la nappe, celle-ci est uniquement alimentée par la filtration latérale des rivières : la Saône alimente les puits de sa rive droite, mais ce n'est pas elle qui fournit aux puits de la presqu'île, même à ceux qui dépendent des maisons riveraines de ses quais. Le Rhône en effet est élevé de trois mètres au-dessus du niveau de la Saône, et c'est lui qui se jette dans la rivière en formant une espèce de chute. Le nom de la rue du Bessard, aujourd'hui disparue, rappelle encore le point où les eaux du Rhône s'abaissaient pour se rendre à la Saône par l'ancien canal des Terreaux, dont nous avons parlé plus haut. Il y a quelques années, on voyait sourdre des berges du quai Saint-Antoine une multitude de petites sources limpides, formées par les eaux du Rhône qui se jetaient ainsi dans la rivière par voie de filtration transversale (1). Ajoutons, et c'est là un fait bien connu, que les inondations des caves des maisons des quais de la Saône depuis le pont La Feuillée jusqu'à l'extrémité terminale de la presqu'île de Perrache, sont produites par les crues du Rhône et non par celles de la Saône.

(1) Communication orale du docteur Saint-Lager.

Sur la rive gauche du fleuve la filtration s'opère parallèlement à sa direction. C'est là une particularité depuis longtemps signalée par M. le docteur Saint-Lager et qui a une certaine importance pour l'hygiène de ce quartier. Au-dessus du Grand-Camp, par suite de la différence de niveau, de la vitesse et de la direction du courant, une partie des eaux du Rhône quittent leur lit, s'infiltrent et vont rejoindre la masse principale vers Sain-Fons. Le mouvement d'ensemble de la nappe souterraine est donc parallèle à la direction générale du fleuve dans la traversée de la ville.

Il résulte de cet exposé que, sauf sur les collines et sur la rive droite de la Saône, la nappe souterraine est fournie tout entière et uniquement par la filtration latérale ou longitudinale des eaux du Rhône. Les oscillations de cette nappe sont donc sous la dépendance immédiate des variations de niveau du fleuve. Or le régime du Rhône est bien connu, il est semblable à celui de tous les fleuves qu'alimente la fonte des glaciers : il s'abaisse en hiver et s'élève en été. En conséquence, la nappe souterraine suit les mêmes fluctuations : elle s'abaisse en hiver et s'élève pendant la saison chaude.

On ne sait rien de précis sur sa vitesse de translation qui doit être assez considérable, à en juger par la rapidité avec laquelle les caves étaient autrefois inondées dans toute la presqu'île à chaque crue importante. Mais il est vrai que depuis la construction des collecteurs et du réseau d'égouts la libre circulation des eaux souterraines est empêchée et que l'inondation des caves n'a plus lieu que rarement.

Néanmoins, grâce à la porosité et à la perméabilité du sous-sol lyonnais, grâce aussi à la forte poussée latérale, due à la rapidité du courant du Rhône, les eaux d'infiltration cheminent, se déplacent et se renouvellent. Il en résulte une lixiviation lente, qui dilue et entraîne une partie des matières organiques et qui dissout certains principes minéraux. Notre sous-sol est pour ainsi dire lavé, tandis que dans la plupart des autres localités la nappe souterraine est stagnante ou à peine mobile, comparativement à la nôtre. C'est là une des meilleures conditions hygiéniques de notre ville, qui a contribué probablement à la mettre bien des fois à l'abri des épidémies.

Les eaux des puits des quartiers bas sont fournies par cette nappe souterraine et présentent des qualités bien différentes dans les diverses parties de la ville. Selligmann, qui a pratiqué l'analyse d'un très grand nombre de ces eaux, a constaté que souvent deux puits très voisins étaient très dissemblables au point de vue de leur composition.

Ces analyses ont bien perdu de leur intérêt de nos jours. A l'époque où elles furent faites, on ne jugeait de la salubrité des eaux que par leur degré hydrotimétrique et par la quantité de matières organiques qu'elles renfermaient. Presque tous les puits de la rive gauche du Rhône, creusés au-dessus du banc d'argile lacustre dans un sol autrefois marécageux, sont de mauvaise qualité et insalubres. Quelques-uns de ceux qui existent dans le centre de la ville ne marquent que 20 à 25 degrés à l'hydrotimètre et passent pour être de première qualité. Il en est d'autres, comme ceux du quartier des Voûtes, qui sont creusés au-dessous de remblais déposés jadis par la Compagnie du gaz, qui se débarrassait ainsi des résidus d'épuration du gaz. Chaque fois que la nappe souterraine s'élève à un certain niveau, et cela arrive plusieurs fois par an, l'eau des puits détrempe ces dépôts et prend à leur contact un goût de benzine ; ce qui permet de supposer qu'elle renferme alors des phénols toxiques

Mais, je m'empresse de le dire, le meilleur des puits de la ville à l'hydrotimètre ne vaut rien aux yeux de l'hygiéniste. Tous ont été forés dans des terrains remaniés, dans des remblais, ou bien dans des terrains fortement imprégnés des matières organiques déposées par une population dense, dont les nombreuses générations se sont succédé sur notre territoire, sans interruption depuis près de 2,000 ans. Et si l'on voulait améliorer du jour au lendemain les conditions hygiéniques de notre ville, il n'y aurait qu'à fermer impitoyablement, sans rémission aucune tous les puits qui y existent. Nous verrons dans un instant sur quels motifs impérieux est basée cette proscription absolue.

Le sol de la ville de Lyon présente deux causes principales d'insalubrité : un grand excès d'humidité et une proportion énorme de matières organiques.

L'excès d'humidité est favorisé par des conditions climatériques et topographiques. L'hygromètre marque constamment un chiffre très élevé, il y a en moyenne 163 jours de pluie dans l'année et la hauteur annuelle des pluies est de 728^{mm}3 ; ajoutons que la plus grande partie de la ville est pour ainsi dire construite au milieu d'un lac représenté par le Rhône et la Saône, dont la surface d'évaporation dépasse 270 hectares. Toutes ces conditions amènent la précipitation d'une grande quantité d'eaux météoriques qui, sous forme de pluie, de vapeurs et de brouillards, pénètrent de haut en bas dans l'épaisseur du sol.

D'une part, dans toute l'étendue de la ville basse existe la nappe souterraine qui, déjà bien voisine de la surface du sol, imbibe encore les terrains par capillarité et les imprègne à une hauteur variable suivant la nature des matériaux qui les composent. Si la couche qui repose sur la nappe est formée de graviers purs, comme cela a lieu en quelques points, l'humidité ne s'élève qu'à une très faible hauteur (4 à 30 centimètres) ; mais si elle est constituée par du sable, comme c'est le cas le plus ordinaire, l'humidité s'élève jusqu'à 1^{m}85 et même 2 mètres de hauteur. De la nappe et de ces portions saturées d'eau se dégagent des vapeurs qui imprègnent à leur tour les couches les plus rapprochées de la surface. Si bien que même les couches superficielles du sol recouvertes par des revêtements imperméables, comme les trottoirs d'asphalte, sont saturées par l'eau qui provient de la nappe par action capillaire, par imbibition.

C'est un fait que j'ai pu constater par une expérience que j'ai faite il y a quelques semaines. J'ai trouvé que de la terre sablonneuse, abritée contre l'humidité extérieure par une double couche d'asphalte et de béton (1), était néanmoins sa-

(1) Pendant les travaux de canalisation exécutés dans l'axe du trottoir méridionnal de la place de la Charité au mois de février dernier.

turée d'eau : elle en contenait le tiers de son volume et le sixième de son poids.

L'excès d'humidité du sol existe dans toute l'étendue de la ville, aussi bien dans la partie basse que sur les collines. Quels sont les inconvénients qui en résultent ?

L'humidité du sol se propage aux murs des habitations et rend très insalubres les locaux inférieurs ; plus les cours et les rues sont étroites, plus le danger augmente, car le seul correctif de cette disposition nocive c'est de faire pénétrer abondamment l'air et les rayons de soleil pour assécher les murailles des rez-de-chaussées.

Soit directement, soit par l'intermédiaire des habitations, l'humidité du sol a une influence funeste sur la santé : elle fait naître les différentes formes de rhumatisme, affection toujours douloureuse, amenant souvent des infirmités précoces et permanentes et aboutissant parfois à des complications mortelles ; elle prédispose aux névralgies, aux affections catarrhales des voies respiratoires et favorise ainsi l'extension d'un des plus terribles fléaux de notre ville, la phthisie pulmonaire qui tue annuellement de 15 à 1,800 de nos concitoyens.

L'hygiène conseille un certain nombre de précautions pour parer aux inconvénients d'un sol trop humide. Pour mettre les maisons à l'abri de l'humidité, elle recommande les plaques d'isolation des fondations (en asphalte, en plomb, etc.) ; elle préconise les revêtements imperméables des murs jusqu'à une certaine hauteur, et l'établissements entre les fondations et le sol environnant d'un espace vide (area des Anglais) où l'air circule librement tout autour de la maison. Il y a bien d'autres moyens qui remplissent le même but, mais sur lesquels je ne puis insister ici.

Pour protéger les habitants contre l'influence générale de l'excès d'humidité du sol, l'hygiène recommande instamment le drainage systématique des cours intérieures et des voies publiques. Le drainage facilite l'écoulement des liquides, il facilite la circulation de l'air souterrain qui assèche le sol et qui brûle les matières organiques. Toutes les villes qui l'ont appliqué n'ont eu qu'à s'en féliciter. En Amérique, dans le Massachusset, dans la Nouvelle Angleterre, dans les îles Britanniques on a constaté une diminution de 20 à 50 pour 100 dans la mortalité par phthisie pulmonaire à la suite des travaux de drainage et de l'assèchement consécucutif du sol.

Lyon, qui paye un si cruel tribut à la phthisie pulmonaire, n'a qu'à suivre l'exemple de Douvres, de Bristol, de Leicester, de Salisbury, etc., pour sauver la vie à près d'un millier de ses habitants chaque année.

Les tuyaux de drainage devraient être placés dans la couche rendue si humide par imbibition capillaire de la nappe souterraine ; ils se trouveraient de cette façon dans la zone des oscillations de la nappe et faciliteraient le rapide écoulement de ses crues. La dépense ne serait pas considérable relativement à l'importance du résultat qu'on obtiendrait à coup sûr : diminution de la fréquence et de l'intensité des brouillards, abaissement du taux de la mortalité par phthisie pulmonaire, fréquence moindre du rhumatisme et de ses complications, et très probablement aussi diminution notable des maladies infectieuses.

Les plantations d'arbres opèrent aussi une sorte de drainage et ont une grande influence sur la salubrité des terrains, puisque les végétaux s'accroissent en y puisant les matières altérables, causes d'infection. Ils assèchent les sols trop humides ; leurs racines pompent dans la terre une énorme quantité d'eau, qui est ensuite évaporée par les feuilles. Malheureusement les voies publiques n'ont pas à Lyon des dimensions suffisantes pour recevoir cette charmante et utile décoration sanitaire.

La seconde cause d'insalubrité du sol lyonnais est commune à toutes les villes, à tous les foyers de population, c'est l'abondance des matières organiques. Lyon est cependant une ville bien tenue, où la police des rues est généralement bien faite ; les habitudes de propreté de la population se sont notablement améliorées dans ces dernières années ; néanmoins son sol est souillé à la surface par les eaux ménagères ou industrielles, par les animaux qui salissent au passage les chaussées, par les individus malpropres qui agissent comme les animaux ; dans la profondeur, il est souillé par toutes les infiltrations qui entraînent les souillures superficielles et surtout par les fosses d'aisance. Notre ville a malheureusement conservé le système barbare des fosses fixes, depuis longtemps condamné. Il n'y a plus dans le monde entier un seul hygiéniste qui oserait élever la voix devant une assemblée compétente pour prendre la défense de ce système.

Les matières organiques ainsi répandues dans le sol sont dangereuses de plusieurs manières : d'abord par les produits gazeux qui résultent de leur décomposition ; puis par les germes qu'elles renferment et auxquels elles servent de milieu d'entretien et peut-être aussi de multiplication. Examinons successivement ces deux ordres d'influence.

Dans un sol inerte qui ne porte ni végétaux ni animaux, comme le sable des déserts, l'air souterrain a exactement la composition en oxygène, en azote et en acide carbonique de l'air ambiant. Mais dans les lieux habités il subit des modifications d'autant plus profondes qu'il est plus riche en matières organiques. Nous savons déjà que les gaz telluriques se diffusent dans l'atmosphère selon les lois du mouvement et des échanges gazeux, qu'ils modifient ainsi la composition des couches atmosphériques voisines du sol et même qu'ils pénètrent dans nos habitations. C'est surtout dans la saison d'hiver et pendant les nuits d'été que nos demeures agissent comme des cheminées d'appel en aspirant l'air souterrain toujours impur.

La présence des matières organiques dans le sol a donc pour premier résultat de changer la composition des couches inférieures de l'atmosphère et de rendre impur l'air de nos logements, en augmentant la quantité d'acide carbonique dans des proportions d'autant plus considérables, que les matières organiques sont elles-mêmes plus abondantes. C'est là une des principales causes de l'anémie si fréquente dans les grandes villes : trouble de la santé qui amène une dépression des forces et de la résistance organique et une prédisposition plus marquée aux autres maladies.

Le second danger de l'impureté du sol est bien plus redoutable encore, c'est l'action nocive des germes qui accompagnent les matières organiques. Il n'est plus guère permis de douter de l'origine tellurique d'un certain nombre de maladies infectieuses et en particulier de la fièvre typhoïde. Je ne parlerai ici que de cette dernière pour montrer qu'on peut expliquer ses recrudescences périodiques par certains phénomènes telluriques.

Le sol contient certainement les germes de la fièvre typhoïde, qui lui arrivent par les eaux ménagères qui ont lavé le linge ou les objets souillés par le malade, et qui lui arrivent aussi par les déjections projetées dans les fosses d'aisance. Le bacille de la fièvre typhoïde trouve dans un sol fortement imprégné de matières organiques des conditions favorables à son existence et peut-être aussi à sa multiplication.

Cette maladie règne en permanence dans notre ville, mais sa fréquence s'élève en juillet, pour atteindre son maximum en août et en septembre. Ce même fait se reproduisant invariablement toutes les années, il doit être lié nécessairement à un phénomène dont le retour périodique est également constant. Serait-ce à un mouvement de la nappe souterraine ? Nous savons, en effet, que le Rhône a un niveau plus élevé dans la saison chaude, c'est donc un phénomène qui pourrait être corrélatif avec la recrudescence de la fièvre typhoïde. Nous ferons cependant remarquer que c'est de mai à septembre avec maximum en juillet que les eaux ont ordinairement un niveau moyen élevé. Or, en mai, en juin la fièvre typhoïde atteint son minimum de fréquence, tandis que son maximum est en septembre, il n'y a donc pas de corrélation exacte entre l'élévation périodique du fleuve et l'accroissement également périodique du nombre des fièvres typhoïdes. Ajoutons d'ailleurs que le maximum de fréquence de la fièvre typhoïde dans toute l'Europe a toujours lieu à l'automne, bien que peu de localités aient une nappe souterraine soumise au même régime que la nôtre.

Je ne connais qu'un seul phénomène qui se reproduise dans le sol avec une régularité parfaite et en concordance avec la poussée estivale et automnale de la fièvre typhoïde, c'est la marche de la température. On sait qu'il y a une inversion de saisons souterraines et que la température du sol retarde d'autant plus sur la température extérieure qu'on l'examine à une profondeur plus grande (1).

A 2 mètres de profondeur, la température s'élève progressivement et atteint son maximum en août ;

A 4 mètres, le maximum est en septembre et à 6 mètres de profondeur (2) c'est en octobre que le thermomètre donne le chiffre le plus élevé.

Par suite de l'inversion des saisons souterraines les germes de la fièvre typhoïde rencontrent toujours dans le sol des conditions de température qui favorisent leur activité, et c'est au mois de septembre et d'octobre que les couches les plus rapprochées de la surface des puits et du sous-sol de nos habitations atteignent leur température la plus élevée ; c'est également à cette époque que se produit la recrudescence périodique de la fièvre typhoïde.

Quant aux conditions d'humidité propres à l'entretien et à la multiplication des germes, elles existent en permanence dans notre sol et deviennent également plus propices de mai à octobre. Je rappelle que l'humidité du sol est entretenue par la chute des eaux météoriques et surtout par l'ascension capillaire des eaux souterraines.

Résumons ces données. Le sol renferme constamment les germes de la fièvre typhoïde ; sa température et son humidité sont en toute saison suffisantes pour l'entretien et la prospé-

---

(1) Toujours supérieure, bien entendu, à la couche du sol où la température est invariable et donne à peu près la température moyenne du lieu.

(2) La distance de la nappe souterraine à la surface du sol dans toute la partie basse de la ville est de 6 mètres en moyenne quand le Rhône est à l'étiage.

rité de ces germes ; mais c'est en août et en septembre que les couches profondes présentent à la fois le plus de chaleur et le plus d'humidité, et c'est à ce moment que la fièvre typhoïde redouble ses coups. Faut-il voir là une simple coïncidence, ou ne devons-nous pas admettre plutôt une corrélation entre ces phénomènes souterrains et la recrudescence périodique de la maladie ?

Quoi qu'il en soit, l'influence du sol dans le développement épidémique de cette affection ne peut se concevoir que de deux manières : ou elle s'exerce par l'air souterrain qui se chargerait de germes à son passage dans le sol, ou elle s'exerce par l'eau potable qui se pollue en traversant les couches de terrain et entraîne les germes morbides.

A laquelle de ces deux théories devons-nous nous rattacher ?

Il n'est pas probable, malgré l'avis de quelques hygiénistes, que les courants gazeux qui s'opèrent du sol vers l'atmosphère puissent entraîner des germes. Cela est tout à fait contraire aux données expérimentales. La terre, même desséchée, très poreuse et très perméable, constitue sous quelques centimètres d'épaisseur un filtre excellent pour dépouiller de tout germe le courant d'air le plus intense.

D'autre part, quand la terre est humide, les vents les plus violents qui rasent la surface ne peuvent en détacher les microbes. A plus forte raison il n'est donc pas possible que les germes de la fièvre typhoïde contenus dans l'épaisseur de notre sol toujours humide puissent être disséminés dans l'air par les courants gazeux souterrains.

Il n'y a que ceux déposés à la surface du sol desséché qui pourraient être entraînés par les vents. On sait, en effet, que le nombre des bactéries de l'atmosphère augmente brusquement quand il fait du vent et de la poussière, ou bien quand le cantonnier impitoyable remplit le rôle d'Éole. Mais ce mode d'infection n'a jamais été démontré, et dans l'immense majorité des cas l'infection se produit probablement par l'eau potable.

En effet, les germes morbides disséminés dans le sol ne

restent pas fixés en un même point, ils sont entraînés dans un sens ou dans l'autre par des courants capillaires, et ils finissent par pénétrer dans la nappe souterraine et dans l'eau des puits. « Il n'y a plus de doute à ce sujet, il n'y a plus de réserve à faire, nous pouvons affirmer que 90 fois sur 100 la fièvre typhoïde a pour origine l'adultération des eaux de boisson par un bacille qui vit et se multiplie dans les matières organiques du sol. »

Voilà ce qu'affirmait M. Brouardel, le savant représentant de la France au congrès de Vienne.

Ce que je viens de dire de la fièvre typhoïde peut s'appliquer à la diphthérie, au choléra, à la dysenterie infectieuse et à bien d'autres maladies contagieuses.

Les germes morbides contenus dans le sol ont donc pour véhicule principal l'eau potable. Cela est fort heureux pour nous, car s'ils étaient surtout transportés par l'air, il nous serait bien difficile de nous protéger à la fois contre ceux qui proviennent de notre sol et contre ceux qui viennent des localités voisines ; tandis qu'il est relativement facile de placer l'eau d'une ville à l'abri de toute souillure, il suffit pour cela de capter une eau pure, de la canaliser et de la distribuer à la population. On peut dire qu'une quantité suffisante d'eau pure est beaucoup plus importante pour la santé des habitants que de la bonne bière et du bon vin, même si l'on ne boit qu'une petite quantité de cette eau (1).

C'est là le rôle de la municipalité qui, on le sait, se préoccupe depuis plusieurs années déjà d'approvisionner notre ville d'eau potable de bonne qualité. C'est aussi son rôle de prendre les mesures nécessaires pour faire disparaître au plus tôt les *fosses d'aisance* qui souillent le sol et les eaux souterraines de leurs infiltrations, et qui sont devenues l'objet de la réprobation générale dans tous les pays du monde.

En attendant, l'hygiène privée ne doit pas rester inactive et désarmée. Chacun doit éviter avant tout de faire usage d'une eau impure, chacun doit considérer comme suspecte

(1) Pettenkoffer. *Enseignement de l'hygiène*, Congrès de Vienne.

et dangereuse l'eau des puits de la ville. Mais il faut ajouter que l'eau de la Compagnie , bien qu'infiniment plus pure, n'offre pas cependant une sécurité absolue. D'abord l'eau qu'elle puise pour la distribuer est déjà chargée de germes ; puis des vices de construction dans la canalisation urbaine ou domestique favorisent l'introduction accidentelle de germes impurs dans le courant. Il ne faut donc compter sur personne, chacun doit veiller à sa sécurité personnelle et à celle de sa famille en ne buvant que de l'eau filtrée (filtre Chamberland) ou purifiée par l'ébullition. Malheureusement les précautions ne nous procurent qu'une garantie incomplète : le boulanger continuera à faire son pain avec une eau impure, l'épicier et le laitier ajouteront de l'eau de puits polluée au vin ou au lait qu'ils vendent, dans bien des circonstances nos relations sociales nous amèneront à faire usage d'une eau suspecte. C'est pour cela que le jour où l'approvisionnement d'eau sera suffisant, il sera indispensable de faire fermer tous les puits existants si l'on veut obtenir tous les résultats qu'on est en droit d'attendre d'une bonne canalisation d'eau potable.

Je n'insisterai pas davantage, ne voulant pas entrer dans les questions de détail, mais seulement indiquer en lignes générales les moyens de défense contre les causes d'insalubrité inhérentes ou ajoutées à notre sol.

Les mêmes causes d'insalubrité régnaient autrefois dans toutes les grandes villes, mais depuis quelques années il en est un certain nombre qui se sont imposé les plus lourds sacrifices pour les faire disparaître. Toutes celles qui ont réalisé les prescriptions de l'hygiène : alimentation d'eau potable de bonne qualité, drainage du sol, suppression des fosses d'aisance, réseau d'égouts bien établi, toutes sans exception ont vu tomber le taux de la mortalité à un chiffre très voisin de celui observé dans les campagnes les plus salubres.

Lyon, qui n'a réalisé qu'une partie de ce programme, a néanmoins vu décroître sa mortalité générale, surtout depuis 1877. Elle était de 26,51 pour 1.000 habitants, et elle est tombée à 23,73. C'est donc une diminution de 2,78 pour 1.000.

C'est là un résultat des plus importants. Cette faible modification dans le taux de la mortalité a eu pour effet de conserver 5.586 existences dans l'espace de cinq ans, et en supposant qu'elle se maintienne, c'est annuellement pour une population de 401.930 âmes 1.200 individus arrachés à la mort.

Il n'est pas douteux pour nous que cet heureux résultat ne soit dû aux mesures hygiéniques prises par l'Administration municipale : la voirie est mieux tenue, le réseau des égouts s'est sensiblement accru, la propreté de la canalisation souterraine a été plus grande que par le passé ; des rues se sont élargies, beaucoup de vieilles maisons ont disparu, et avec elles de nombreux logements insalubres.

Ce sont là des faits qu'il faut s'empresser de répandre dans le public, pour faire comprendre aux habitants que c'est pour eux un placement excellent que de contribuer de leurs deniers à l'amélioration hygiénique de la ville ; pour leur faire voir que les sacrifices d'argent qu'ils s'imposent leur sont rendus au centuple sous la forme d'une plus grande longévité et d'une santé plus parfaite.

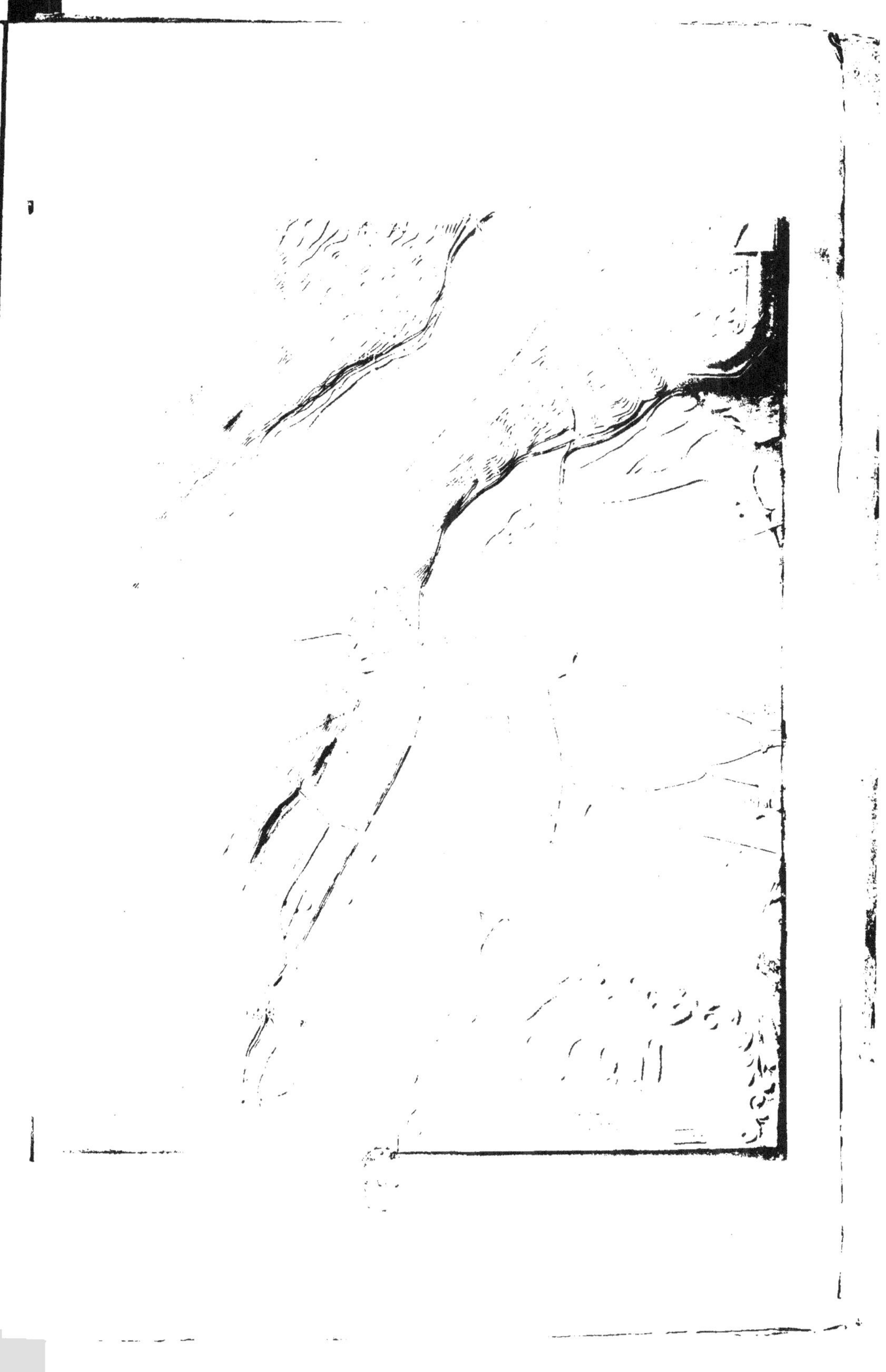

CHAPITRE IV.

TOPOGRAPHIE ET CLIMATOLOGIE DE LYON.

I. — TOPOGRAPHIE.

TOPOGRAPHIE GÉNÉRALE. — Lyon, à 45° 45′ 45″ de latitude Nord et 2° 29′ 10″ de longitude Est, est situé au point de jonction des vallées du Rhône et de la Saône, à l'endroit où les deux fleuves ayant longé le plateau bressan ne sont plus séparés l'un de l'autre que par la colline de la Croix-Rousse. Après avoir recouvert la presqu'île qu'ils ont déposée, la cité moderne, débordant vers l'est, a franchi le Rhône et formé sur sa rive gauche une ville nouvelle déjà aussi peuplée que l'autre.

Son territoire actuel, qui couvre 4,318 hectares, est très accidenté et présente des parties en plaine et des collines plus ou moins élevées. La presqu'île et les quartiers de la rive gauche du Rhône forment une plaine régulière et très unie dont l'altitude moyenne est de 168 mètres. A part celle de la Croix-Rousse qui est comprise entre les deux fleuves, toutes les collines sont situées sur la rive droite de la Saône, où elles dessinent une ligne ininterrompue depuis Saint-Rambert jusqu'à Oullins. Comme elles émergent brusquement de la plaine et montent presque aussitôt à leur plus grande hauteur, elles apparaissent d'en bas plus élevées qu'elles ne le sont en réalité. Voici les principales cotes que j'ai pu relever : la Duchère 270, Loyasse 290, Fourvières 295, Saint-Irénée 270, Sainte-Foy 310, la pointe de la Mulatière 242, la Croix-Rousse 260. Il faut signaler, aux confins des Brotteaux et de la Guillotière, les coteaux de Bron et de Montchat à 206 mètres qui appartiennent en réalité à notre territoire.

Il y a donc entre les points les plus bas du territoire (168^m) et le point le plus élevé (Fourvières, 295), une différence de niveau de 127 mètres.

Une seconde ligne de hauteurs, distante à vol d'oiseau de 8 à 15 kilomètres, s'étend du sud-ouest au nord-ouest ; c'est la chaîne des monts du Lyonnais dont plusieurs cimes atteignent une assez grande élévation.

Au nord, et comme détaché des autres rameaux, se dresse le massif du Mont-d'Or avec ses quatre pitons : le Verdun 625^m, le Montoux 612, le Narcel 588 et le Mont-Cindre 467. Un peu plus loin et à l'ouest s'allonge la chaîne de l'Iseron, dont la ligne de faîte ne s'abaisse pas au-dessous de 700 à 800 mètres et dont les principaux sommets dépassent 900 mètres : le Signal de la Roue et le bois des Brosses 905 , le Pilon 918, le Signal de la Courtine 919, et le bois de la Verrière 921.

Les montagnes de la Coise, qui forment un groupe isolé au sud-ouest , sont encore plus élevées et leur point culminant atteignent 937 mètres (Saint-André-la-Côte) et même 950 mètres à la Poyardière. La vallée du Gier sépare ce massif du géant de nos régions, du mont Pilat dont la tête est à 1,434 mètres.

Enfin, la chaîne de l'Iseron se relie au nord avec les monts de Tarare, dont elle n'est séparée que par la vallée de la Brevenne. De la Déserte (708^m), où se trouve fait le point d'attache, la ligne de faîte s'élève à 817^m au mont d'Arjoux, à 821^m au mont Pottit, à 863^m à la Bigaudière à 935^m au mont du Crépier, à 1004^m au Signal de la Boussière, puis elle se continue avec celle des monts du Beaujolais pour atteindre 1012 mètres au Saint-Rigaud.

Ces montagnes dépendent du soulèvement des Cévennes et forment autour de Lyon un vaste hémicycle de massifs montagneux dont nous devons tenir compte dans cette étude, car ils sont assez élevés pour modifier les conditions climatériques locales. Ils protègent Lyon contre les vents d'ouest qui, en effet, y soufflent assez rarement comme nous le verrons, et ils influencent sa météorologie par l'action qu'ils exercent sur la température de l'air, sur la formation des nuages, sur la marche des orages, etc.

Le territoire de la ville est traversé de part en part et à peu près du nord au sud par le Rhône et la Saône, qui se réunissent à la pointe méridionale de la péninsule. Bien qu'ils franchissent l'enceinte de la ville à la même hauteur, ils ont un parcours très inégal. Le Rhône qui court en ligne droite mesure plus de 6 kilomètres, et la Saône, qui décrit de fortes sinuosités, a un parcours de 7,800 mètres. Je reviendrai bientôt et plus en détail sur les particularités qu'ils présentent et je me bornerai pour le moment à rappeler que ces deux fleuves forment au milieu de la ville une nappe d'eau d'environ 270 hectares, soit plus de la moitié de la superficie du lac de Paladru.

Si l'on défalque de l'étendue du territoire communal (4,318 hectares), la surface des voies urbaines (291 hect. 64), des voies vicinales et de grande communication (73 hectares 72) (1) et la surface du lit du Rhône et de la Saône (201 hectares dans les limites de l'enceinte communale (2), il reste une superficie de 3,752 hectares, occupée par une population de 401,930 habitants, soit une population spécifique moyenne de 107,1 par hectare.

Ce chiffre général donnerait une idée bien fausse de la densité de la population lyonnaise. Il y a, en effet, ainsi que l'ont montré MM. Rollet et Lacassagne (3), de très grandes

(1) *Documents relatifs au projet de budget de 1887*, p. 380. — Lacassagne : *Hygiène de Lyon*, p. 192.

(2) La longueur du parcours du Rhône et de la Saône dans les limites de l'enceinte communale est un peu différente de celle que j'ai indiquée : le fleuve mesure 5,770 mètres et la Saône 5,440 mètres. L'enceinte de la ville s'arrête, en effet, au quai des Étroits, au niveau du pont du chemin de fer. La superficie du Rhône serait alors de 129 hectares et celle de la Saône de 72 hectares. Mais, au point de vue où nous nous plaçons, les chiffres du texte sont plus valables que ces derniers.

(3) Lacassagne, *loc. cit.*, p. 100.

différences à cet égard dans les diverses circonscriptions de la ville, dont les unes ont une population spécifique aussi faible qu'un territoire rural et les autres, au contraire, une densité égale à celle des plus grandes agglomérations humaines. La 34ᵉ section (Vᵉ arrondissement) compte par exemple 7,87 habitants par hectare, tandis que la 5ᵉ section (Iᵉʳ arrondissement) n'en compte pas moins de 1108.

Cette étude de la population spécifique ayant été faite déjà par ces auteurs, je n'ai pas à y revenir. Je rappellerai seulement les résultats généraux, auxquels ils sont arrivés pour chaque arrondissement.

Iᵉʳ arrondissement 515,22 par hectare
IIᵉ   —   320,09   —
IIIᵉ   —   50,19   —
IVᵉ   —   136,28   —
Vᵉ   —   61,01   —
VIᵉ   —   223,74   —

Les Iᵉʳ et IIᵉ arrondissements, qui forment la presqu'île, le IIIᵉ et le VIᵉ, qui sont situés sur la rive gauche du Rhône, sont les moins accidentés et occupent toute la partie plane de la ville, à l'exception d'une portion du Iᵉʳ arrondissement construite sur le versant méridional de la Croix-Rousse. Les deux autres sont presque entièrement établis sur la hauteur; le IVᵉ est assis sur le plateau et sur les flancs de la Croix-Rousse, le Vᵉ comprend le plan de Vaise et les collines de la rive droite de la Saône.

Topographie climatérique des principaux quartiers.

L'orientation et l'altitude varient souvent d'un point à un autre du territoire d'une grande ville, et certains quartiers sont en réalité des localités distinctes ayant une climatologie propre, différente de celle du reste de la cité. Peu de villes sont plus remarquables que Lyon sous ce rapport, et il n'en est peut-être aucune offrant autant de variété dans sa configuration.

Pour apprécier les conditions sanitaires des divers quartiers il faut au préalable déterminer ce que j'appellerai les *dominantes climatériques* du lieu géographique, c'est-à-dire les facteurs météorologiques qui paraissent accroître la mortalité générale. Or, en ce qui concerne Lyon, si on étudie la marche de la mortalité, saison par saison, et pendant un nombre d'années suffisant (15 ans), on voit qu'elle suit des oscillations constantes et régulières : elle atteint son maximum en hiver 27,48 ; elle s'abaisse un peu au printemps 26,09 ; elle tombe à 24,24 en été, pour atteindre son minimum en automne, 21,27 (1). Au printemps, dont la température moyenne est sensiblement égale à celle de l'automne, le taux mortuaire est presque aussi élevé qu'en hiver ; mais si on examine mois par mois le nombre des décès, on voit que dans la seconde moitié de cette saison la léthalité est faible et que la moyenne de l'ensemble est accrue par la forte mortalité de la première partie, de celle qui ressemble le plus à l'hiver par ses caractères météorologiques.

Les dominantes climatériques de Lyon, celles qui accroissent la mortalité générale, sont bien celles qu'on observe en hiver et au commencement du printemps, c'est-à-dire le froid, l'humidité de l'air, du sol et des maisons, l'absence de soleil et de lumière. On est donc autorisé à admettre que les quartiers de la ville qui, par leur topographie et leur exposition, subissent plus que les autres ces conditions météorologiques fâcheuses, doivent, toutes choses égales d'ailleurs, payer un tribut plus lourd à la maladie et à la mort.

C'est à ce point de vue que je me propose d'examiner successivement les principaux d'entre eux, regrettant de ne pouvoir corroborer l'appréciation que je ferai de leur degré de salubrité par des chiffres officiels (2).

Je commencerai cette étude par l'examen des quartiers

(1) Voir au chapitre de la météorologie le graphique de la mortalité hebdomadaire (moyenne de 15 ans) dans ses rapports avec les principaux facteurs météorologiques.

(2) La Municipalité ne publie pas, à ma connaissance du moins, de liste de décès par sections administratives.

qui dépendent de la colline de la Croix-Rousse. Celle-ci n'est que le prolongement du plateau de la Dombe, dont elle forme la pointe terminale. Elle s'élève à 250 et 260 mètres d'altitude, soit environ à 80 à 90 mètres au-dessus du sol environnant, et elle s'avance dans l'intérieur de la ville comme un promontoire dans la mer. Elle contribue en grande partie à donner à Lyon sa configuration si pittoresque et si variée par ses trois versants si différemment exposés que nous allons étudier successivement.

A l'est, le Rhône, rapide comme un torrent, vient buter sa base et s'infléchit pour se porter plus ou moins directement du nord au sud. Le versant de ce côté est formé de terrains de transport dont nous connaissons l'origine. Il présente des pentes raides, presque inaccessibles. En certains points cependant, comme au quartier de la Boucle, où les eaux de ruissellement ont creusé des ravins perpendiculaires, les berges moins abruptes sont couvertes d'un assez grand nombre d'habitations.

Entre le pied du versant et le fleuve, il n'y a place que pour la chaussée du *quai d'Herbouville* et pour une ligne de maisons. Celles-ci sont toutes très rapprochées de la colline et plusieurs d'entre elles sont comme appuyées contre sa paroi verticale. Nous retrouverons une disposition semblable en d'autres points de la ville, notamment sur le quai de Pierre-Scize. Elle est déplorable sous le rapport hygiénique. De pareilles maisons sont toujours malsaines : elles reçoivent les effluves telluriques du coteau ; privées d'air et de soleil dans leur partie profonde, elles sont fraîches, humides, sans compter qu'elles sont exposées à être entraînées par les éboulements (1).

Quant à celles qui sont plus éloignées de la colline, elles ne sont guère plus saines. Cette opinion peut paraître étrange et heurte probablement les idées régnantes. Le quai d'Herbouville est, en effet, un des plus beaux qu'on puisse

(1) Témoin l'accident survenu, il y a une dizaine d'années, sur le cours d'Herbouville.

voir; bordant un fleuve large aux eaux limpides et vives, il est bien ventilé; la vue dont on y jouit s'étend jusqu'aux magnifiques ombrages du parc de la Tête-d'Or; il est protégé contre les vents froids par les collines et, tourné au sud-est, il reçoit les rayons du soleil toute la matinée. Cette belle situation est un trompe-l'œil, ses qualités sont toutes de façade. Tous ceux qui, comme moi, croient à la puissance hygiénique du soleil, seront de mon avis.

En effet, ses maisons ne peuvent recevoir des rayons solaires du côté nord, elles ne peuvent les recevoir au sud parce qu'elles s'appuyent les unes contre les autres; ceux du couchant sont arrêtés par la colline; elles ne sont ensoleillées que par une seule face, celle du quai. Les appartements qui donnent de ce côté sont dans de bonnes conditions, mais ceux qui sont sur les cours, du côté de la colline n'ont ni air ni soleil.

Le *versant opposé*, celui de la Saône, décrit plusieurs flexuosités qui en font varier l'orientation. Depuis l'octroi de la Caille jusqu'au pont de la Gare, il fait face au nord-ouest. Ses pentes trop raides pour être habitées descendent jusqu'au bord de la rivière, où de loin en loin s'élèvent quelques maisons, exposées aux vents froids et humides du nord-ouest et à peine accessibles aux rayons obliques du soleil couchant.

Le haut du versant forme à ce niveau un vaste plateau, légèrement incliné à l'ouest, compris entre la rue de Cuire et la rue des Missionnaires. Son altitude qui lui assure une bonne ventilation et le met à l'abri des brouillards, sa bonne exposition, la vue superbe qui s'étend jusqu'aux montagnes du Lyonnais, font de ce quartier un site salubre et agréable. Couvert de jardins et de villas, c'est un lieu de villégiature plutôt qu'un quartier urbain.

A la hauteur du pont de la Gare le coteau change de direction et se tourne franchement à l'ouest. Là son versant décrit une courbe gracieuse en hémicycle, dont les flancs verdoyants enceignent une sorte de crique, au fond de laquelle le *quartier de Serein* est construit : largement ouverte au couchant, comme l'indique son nom, elle reçoit les rayons solaires de tous les côtés par suite de l'évasement de la colline par le haut.

La baie est fermée au midi par un angle saillant de rocher, masse granitique qui supporte le fort Saint-Jean comme un piédestal. Cette coulée de granit est le bec terminal du plateau des Dombes ; il s'avance jusqu'au bord de la Saône. A partir de ce point, par un brusque retour d'équerre, l'exposition change et la colline ne forme plus qu'un vaste front méridional, qui relie l'un à l'autre le versant du Rhône et celui de la Saône.

La première moitié est constituée par le rocher taillé à pic, c'est un mur de granit étendu du pont de Serin à la passerelle Saint-Vincent ; il s'élève en haut jusqu'au cours des Chartreux et la rue de l'Annonciade. Au-dessus du cours des Chartreux le coteau est peu habité ; on y voit des pensionnats et des maisons religieuses dont l'exposition est aussi belle que favorable.

En bas, la Saône a déposé une plage sur laquelle on a édifié *le quai Saint-Vincent*; elle est assez large pour que les maisons soient écartées de la paroi de la colline. C'est le lieu le plus tempéré de la ville. La largeur du lit de la Saône permet l'accès des rayons du soleil de tous les côtés et en assure la ventilation. Il est exposé en plein midi et le rocher, non seulement lui fait un rempart contre les vents froids, mais encore il lui restitue par rayonnement la chaleur qu'il a emmagasinée pendant la durée de l'insolation.

Bien des fois, en voyant l'espace inoccupée où s'élevait jadis le Grenier d'abondance, il m'est venu à l'esprit que si cet endroit, admirablement abrité, bien ensoleillé, était transformé en square, il formerait une admirable promenade pour les malades et les convalescents du quartier.

L'autre moitié du versant qu'il me reste à décrire a la même orientation que la précédente. Elle est en retrait sur elle. Une sorte de ravin dont la côte des Carmélites et la rue de la Tournelle suivent le thalweg, établit la séparation. Au-delà de cette ligne le granit n'apparaît plus. Le rocher, profondément enfoui, est recouvert par les terrains glaciaires dont nous avons donné la description dans le précédent chapitre. Le versant, quoique fortement incliné, n'est pas aussi abrupt que du côté du Rhône ni que du côté de la Saône ; il présente une série de gradins ou de terrasses qui sont le plus souvent reliés entre eux par des rampes d'escaliers.

Sur ses flancs s'étagent en amphithéâtre et en rangs pressés ces colossales maisons, où fourmille la population des ouvriers en soie qui a fait la réputation et la fortune de Lyon. C'est au pied de cette seconde partie du versant que s'amorce la plaine étroite qui constitue la péninsule. L'union de la colline à la plaine s'effectue par une sorte de talus d'éboulement, fortement incliné, qui relie la place des Terreaux à la rue Vieille-Monnaie. Il est traversé plus ou moins obliquement par les rues Romarin et du Griffon.

Au pied du versant l'altitude est de 170 mètres (Hôtel-de-Ville). Au sommet du coteau elle atteint de 250 à 260 mètres. La colline présente donc une paroi de 80 à 90 mètres de hauteur verticale, qui abrite contre les vents du nord toute la portion de la ville attachée à ses flancs et le commencement de la presqu'île. Faiblement inclinée vers le sud-est, elle reçoit les rayons du soleil depuis son lever et ceux du zénith lui arrivent presque normalement à cause de son inclinaison.

La disposition en gradins facilite l'insolation des maisons qui sont superposées en amphithéâtre ; mais les hommes n'ont pas su utiliser l'œuvre de la nature. Les rues qui s'allongent de la base au sommet, comme la rue Pouteau, la montée Saint-Sébastien et la Grand'-Côte, sont bien ensoleillées puisqu'elles ont une direction méridienne ; mais celles qui courent parallèlement au versant, comme les rues Neyret, Imbert-Colomès, du Commerce, etc., ne reçoivent le soleil que par leur façade méridionale. Elles en sont même privées pendant l'hiver, quand le soleil est bas, par la ligne des maisons opposées qui sont beaucoup trop élevées.

La situation est bien plus mauvaise au niveau du talus d'éboulement. Entre la rue Sainte-Marie, la rue Sainte-Catherine, la rue du Griffon et la place Croix-Pâquet, est un des quartiers les plus populeux de la ville. Les rues en sont mal orientées, obscures, humides. L'air ne circule pas dans ces ruelles profondes comme des gorges. C'est un quartier malsain où l'air est confiné, où la lumière ne pénètre pas. De larges trouées en feraient la partie la mieux abritée, la mieux ensoleillée et la plus tempérée de toute la ville.

Sur la *rive droite la Saône* le sol est non moins accidenté que dans la partie que nous venons de décrire. Depuis le massif du Mont-d'Or jusqu'à la vallée de l'Yseron à Oullins s'étend la ligne de collines que nous avons déjà mentionnées. L'enceinte de ce côté commence au niveau du ruisseau de Rochecardon. A cet endroit les collines sont éloignées de la Saône et en sont séparées par une plaine basse où s'élève le nouveau *quartier de l'Industrie*. Bien abrité par les hauteurs de Saint-Rambert et de Rochecardon, il est dans une bonne exposition au sud-est. On ne peut lui reprocher que son peu d'élévation au-dessus de la nappe souterraine ; les maisons d'habitation devraient y être construites avec toutes les précautions indiquées pour mettre les fondations à l'abri de l'humidité.

Les collines que nous venons de nommer, jointes à celles de la Duchère et de Loyasse, forment l'enceinte d'un vaste cirque ouvert au levant. C'est là que se trouve le *quartier de Vaise* construit sur une plaine alluviale édifiée par la Saône et les eaux de ruissellement. Toutes les rues de ce quartier sont mal orientées et, faisant un angle considérable avec le méridien, sont mal disposées pour l'insolation. Ces inconvénients sont compensés en partie par ce fait que les rues principales étant larges et bordées de maisons peu élevées, l'air et la lumière diffuse y circulent aisément. Les rues plus étroites ne jouissent d'aucun de ces avantages. Malgré sa bonne exposition le quartier de Vaise reste froid et humide et subit plus que bien d'autres l'influence des dominantes météorologiques de notre climat.

Le *quai de Vaise* n'est bien ensoleillé que par sa façade sur la Saône ; la colline de Loyasse intercepte les rayons du couchant et la disposition des maisons ceux du midi. Il faut en excepter l'École vétérinaire et les maisons voisines, qui sont beaucoup plus éloignées de la colline et qui jouissent de tous les avantages d'une bonne insolation sur deux faces en même temps que d'un puissant abri contre les vents désagréables.

A partir de la montée de l'Observance jusqu'à la gare Saint-Paul, le granit est à nu comme de l'autre côté de la Saône, et le versant présentait autrefois des angles saillants et rentrants correspondant à ceux de l'autre rive ; ce qui permet de supposer qu'à ce niveau la vallée de la Saône est une vallée de déchirement produite par un violent cataclysme ayant amené une rupture du rocher. Le rocher qui forme le soubassement de la colline de Fourvières à cet endroit s'avance au-devant du massif granitique des Chartreux comme pour se souder avec lui. Il en résulte une gorge étroite qui resserre et dévie brusquement le lit profond où coule paresseusement la Saône.

Le *quai de Pierre-Scize*, construit au pied de ce rocher, fait face au quai Saint-Vincent et dans une exposition toute différente. Il est dirigé comme lui de l'est à l'ouest, mais il est tourné au nord et reçoit l'impression des vents froids, qui lui arrivent par la vallée de la Saône. Les maisons, pour la plupart adossées souvent contre le roc, sont froides, humides et ne reçoivent jamais un rayon de soleil pour les assainir, sur aucune de leurs faces. C'est, à mon avis, le lieu de la ville le plus mal exposé, le plus froid et le plus humide. Il faut en excepter les maisons qui sont au voisinage de l'espace devenu libre depuis les travaux de la gare de Saint-Paul. Le quartier compris entre la rue Ottavio-Mei et la rue Saint-Paul n'est pas dans une situation meilleure que le quai Pierre-Scize.

Le promontoire de la colline de Fourvières que contourne la Saône a sa pointe terminale entre la passerelle Saint-Vincent et le pont de la Feuillée. Une sorte d'arête anguleuse sépare le versant que nous venons de décrire de celui dont nous allons parler.

Ce dernier, légèrement incliné au sud-est, s'éloigne peu à peu de la rivière pour aller se souder à la colline de Saint-Just qui forme un avancement et dont il est séparé par une gorge que suivent en partie la montée du Chemin-Neuf et la montée du Gourguillon. Ce versant est admirablement exposé, mais il est peu habité. Tout le long du Chemin-Neuf et de la montée Saint-Barthélemy il y a des endroits charmants, bien abrités et bien ensoleillés. La montée du Gourguillon est trop encaissée. Je signalerai surtout la bonne situation de l'hôpital Saint-Pothin et du couvent de Marie-Thérèse. Entre la Saône et le pied du versant, dans une espace irrégulièrement triangulaire, qui va en s'élargissant, s'élèvent les quartiers populeux de *Saint-Paul, Saint-Jean* et *Saint-Georges* à 127 mètres au-dessous du faîte de Fourvières.

Les *quais de l'Archevêché* et *Fulchiron* sont dans une bonne exposition. Les rues comprises entre le quai et la colline sont d'une insigne étroitesse, mal éclairées, mal ventillées. Celles qui sont parallèles au cours de la Saône sont un peu moins mauvaises que les autres, mais toutes sont humides et sombres.

La colline abrite ces quartiers contre les vents froids ; mais aussi, dès que le soleil descend au-dessous de 53°, elle les plonge dans son ombre portée qui s'étend alors jusqu'au bord de la Saône. On peut dire que toute cette partie de la ville est mal ventilée, humide, privée de soleil et de lumière et par suite malsaine. Aussi la population enfantine semble être plus chétive, plus malingre qu'ailleurs. Pour l'assainir, il faudrait y ouvrir une rue d'autant plus large qu'elle ne pourrait être exactement méridienne. A cette condition le quartier Saint-Jean et celui de Saint-Georges compteraient bientôt parmi les plus agréables et les plus tempérés de la ville.

Vers le pont d'Ainay, la colline de Saint-Just s'avance jusqu'à la Saône et porte à son sommet le fortin de Saint-Just et le Grand-Séminaire. Ce dernier établissement a été construit de telle façon que plus de la moitié des bâtiments ne reçoit pas le soleil.

Il n'y a que très peu d'autres habitations de ce côté de la colline. Après le pont d'Ainay, le coteau forme un repli qui s'étend jusqu'à Choulans. C'est là qu'est situé le quartier de la *Quarantaine,* dans une des meilleures expositions qu'on puisse rêver sous notre climat. Au-delà se déroule la colline de Sainte-Foy, dont je n'ai pas à parler, car elle ne fait pas partie de la cité.

La *Presqu'île* mesure environ 5 kilom. de long et 600 à 700 mètres de large. Sa direction longitudinale forme une ligne brisée en son milieu, dont la seconde moitié s'infléchit vers le sud-ouest. Sauf les pentes légères établies pour l'écoulement des eaux, sa surface est régulièrement plane et l'altitude ne varie que très peu d'un bout à l'autre : elle est de 170 mètres sur la place des Terreaux et de 166^m,735 à l'autre extrémité, vers la rue Nivière-Chol.

Les quais de la Saône compris dans la presqu'île ont une bonne exposition, à l'exception du quai des Célestins et d'une partie du quai Tilsitt qui, inclinés au nord-ouest, sont plus froids et mal ensoleillés pendant l'hiver. Ceux de la rive droite du Rhône, entre le pont Saint-Clair et le pont de la Guillotière, regardent le levant ; ils sont suffisamment ensoleillés et très bien ventilés. L'exposition est encore meilleure au-dessous du pont de la Guillotière, où, par suite de l'inclinaison de la presqu'île, les quais font face au sud-est. Tout en étant bien ventilés, ils subissent moins l'action des vents froids et jouissent d'une insolation de plus longue durée. Le cours Perrache, dans une situation admirable, est le plus tempéré de toute la ligne.

Pour étudier plus commodément les rues de la presqu'île, je la diviserai en trois zones : dans la *première*, comprise entre la place des Terreaux et la place de la République (point de brisure de la presqu'île), les rues longitudinales sont dans une bonne direction, parallèles au méridien. La trop grande hauteur des maisons prive les rues Centrale, de l'Hôtel-de-Ville et même la rue de la République d'une insolation suffisante en hiver, malgré leur bonne orientation. Je ferai sourire beaucoup de mes concitoyens en affirmant que la rue de la République n'est point assez large, c'est cependant l'exacte vérité.

Quant aux rues transversales, elles sont toutes, sans exception, dans de mauvaises conditions hygiéniques. Les maisons des numéros pairs sont absolument privées de soleil pendant toute l'année, ou elles n'en reçoivent les rayons que par les cours quand celles-ci existent et sont suffisamment larges. L'autre façade n'est ensoleillée que dans sa partie supérieure ; les étage du bas restent dans l'ombre la plus grande partie de l'année. Tous les logements des étages inférieurs sont humides et sombres. L'étroitesse des rues, qui pour la plupart ne vont pas du Rhône à la Saône, la hauteur des maisons empêchent l'air et la lumière d'y pénétrer suffisamment.

Dans la *seconde partie* de la presqu'île, qui s'étend de la place de la République au cours du Midi, les rues longitudinales sont moins bien orientées que dans la précédente. Elles font toutes un angle considérable avec le méridien , et par conséquent elles devraient être beaucoup plus larges que profondes, or c'est le contraire qui a lieu. La plus belle de toutes, la rue Victor-Hugo, n'est pas meilleure que les autres, parce que toutes les maisons y sont uniformément d'une hauteur exagérée. Les logements inférieurs n'ont ni air ni lumière et le soleil ne les atteint que trop peu de temps pendant l'hiver pour les assainir.

Les rues transversales de cette seconde zone sont plus larges que dans la première ; elles sont mieux ventilées , car elles aboutissent presque toutes du Rhône à la Saône ; sous le rapport de l'insolation elles sont passibles des mêmes reproches.

La *troisième portion* qui nous reste à décrire est la presqu'île de Perrache. C'est l'ancienne île Magniat, que l'architecte Perrache réunit à Lyon en 1776, en détournant par une longue levée le cours du Rhône et en reculant de près de deux kilomètres sa jonction avec la Saône. Elle longe le coteau de Sainte-Foy dont elle n'est séparée que par le lit de la Saône. La rivière, plus large et plus immobile encore, prend à ce niveau l'aspect d'un lac, où se reflètent les villas, les ombrages et le gracieux profil de la colline. Ce voisinage donne au quartier un pittoresque et un charme inattendus, qu'il est bien rare de trouver dans une ville : à l'entrecroisement de chaque rue le promeneur jouit d'une échappée sur ce ravissant paysage dont l'œil embrasse l'ensemble à tous les étages élevés des maisons.

Ce quartier méritait un autre sort que celui qu'on lui a fait. Séparé du reste de Lyon par le chemin de fer de la Méditerranée, il forme, suivant l'expression d'Élisée Reclus, une sorte de remise pour la ville tout entière : c'est là que se trouvent l'arsenal, l'usine à gaz, l'abattoir, les prisons. Il est abrité contre les vents du nord et de l'ouest par les collines, et contre ceux du sud-ouest par la pointe de la Mulatière. Malgré cela, il est bien ventilé par les larges percées qui le traversent et par les lits du Rhône et de la Saône. Toutes les meilleures conditions naturelles étaient réunies pour en faire un quartier salubre et agréable où les riches Lyonnais auraient pu se construire des hôtels entre cour et jardin, au lieu de s'entasser comme ils le font, dans des maisons à cinq et six étages, sans air, sans soleil, sans lumière, et exposés à toutes les contagions.

Rive gauche du Rhône. — Il ne reste plus pour terminer cette trop longue description qu'à décrire la topographie des quartiers des Brotteaux et de la Guillotière. La plaine de la rive gauche du Rhône est légèrement en pente du nord au midi, ainsi qu'en témoignent les cotes suivantes : Grand-Camp, 170 mètres; cité Lafayette, 169; fort de Villeurbanne, 168; Croix-Barret, 166.

Elle tend, au contraire, à devenir plus élevée à mesure qu'on s'éloigne du Rhône. Sur les quais, les repères des ponts-et-chaussées marquent de 167 à 168 mètres; 168,236 à la place du Pont; 168,998 à l'avenue de Saxe; mais plus loin, du côté de Villeurbanne et de Monplaisir, le niveau s'élève à 175 et 180 mètres. Une large trouée entre les collines de Bron et de Venissieux met en communication la plaine des Brotteaux et de la Guillotière avec celle du Dauphiné qui va en s'élevant d'une façon insensible de 180 mètres à 272 mètres, altitude extrême qu'elle atteint à 22 kilomètres à l'est à la station d'Heyrieux.

En conséquence cette partie de la ville est largement ouverte à tous les vents et surtout aux vents d'est qui règnent fréquemment à Lyon. Aucun obstacle n'arrête les rayons du soleil ; aussi les brouillards y sont moins fréquents et moins épais que dans le reste de la cité.

Les *quais de la rive gauche* du Rhône, compris entre le pont Saint-Clair et le pont de la Guillotière, sont dans une excellente exposition. Dirigés dans le sens du méridien, ils reçoivent le soleil jusqu'à ses derniers rayons dans l'après-midi. Ils sont mieux ventilés que ceux de la Saône ; plus froids qu'eux pendant l'hiver, ils jouissent en revanche de plus de fraîcheur pendant l'été. Le quai Claude Bernard, et surtout le quai de l'Est, qui inclinent au nord-ouest, sont moins bien partagés sous le rapport de l'insolation et subissent davantage l'action du froid.

Les rues de ce quartier sont tirées au cordeau et se découpent en damiers. L'avenue de Noailles, l'avenue de Saxe et le cours de la Liberté sont irréprochables. Les autres qui suivent la même direction sont plus étroites et ne resteront satisfaisantes que si on les borde de maisons bien moins hautes que dans l'intérieur de la ville.

Quant aux rues équatoriales (est à ouest), elles ont les défauts inhérents à cette orientation. Les plus larges, comme le cours Morand, le cours Gambetta, le cours Lafayette, la rue Duquesne ont des dimensions qui compensent en partie ces désavantages. Les autres rues transversales, plus étroites, sont bien ventilées, mais elles laissent à désirer sous le rapport de l'insolation et de la lumière.

Dans la partie de la Guillotière comprise entre le cours Gambetta et la rue de Marseille, le tracé des rues est tellement irrégulier, qu'elles échappent à toute étude. On peut dire qu'elles sont toutes mal orientées, très étroites et qu'elles seront d'autant plus insalubres que les maisons y seront plus hautes. Leurs défauts ne sont pas encore très apparents parce qu'il existe dans ce quartier de nombreux espaces vides ou bordés de constructions basses.

Le prolongement de l'avenue de Saxe est moins bien orienté que la première partie, mais, grâce à sa largeur, c'est néanmoins une voie irréprochable. Je ne puis rien dire du quartier qui avoisine la Faculté de médecine, les rues y sont encore à l'état de projet. Signalons cependant qu'il existe encore des bas-fonds où les remblais ont été insuffisants et où la nappe souterraine est toujours visible et se transforme en de véritables foyers marécageux.

Je terminerai par quelques réflexions qui me sont venues à l'esprit à propos de la rue du Rhône qu'on doit tracer dans ce quartier avec un nouvel alignement. L'Administration proposait une voie de 25 mètres. Un conseiller municipal, trouvant ces dimensions excessives, proposa de les réduire à 18 mètres ; en fin de compte le chiffre de 20 mètres fut accepté, je crois. Je rappelle ces faits pour montrer que c'est l'arbitraire et non les considérations hygiéniques seules qui règlent ces questions de voirie. Si cette rue est un jour bordée de maisons de 20 mètres et même de 20 mètres 50, comme cela se fait à Lyon, elle répondra d'autant moins aux exigences de l'hygiène positive qu'elle a une direction équatoriale. L'Administration avait grandement raison de réclamer 25 mètres, car les rues ainsi orientées doivent être beaucoup plus larges que profondes.

Hydrographie. — Dans cette étude de la topographie de Lyon, je ne puis passer sous silence quelques données importantes concernant les deux fleuves qui le traversent et qui ont une si grande influence sur sa climatologie et la constitution de sa nappe souterraine. Le Rhône nous intéresse aussi à un autre point de vue : c'est lui qui fournit actuellement l'eau potable, et c'est à lui encore qu'on semble vouloir s'adresser pour la fourniture à venir. Il est donc utile d'examiner si ses eaux, d'une grande pureté à son origine, ne seraient pas contaminées outre mesure dans son parcours au-dessus de Lyon.

Né de la fusion d'un immense glacier qui descend du Galinstok, il traverse le Valais et forme le lac de Genève. Ce vaste réservoir régularise le débit torrentiel du fleuve et le dépouille du limon blanchâtre dont il était chargé. On prétend que l'eau du Rhône valaisien met plus d'un siècle pour venir à Genève se déverser sous les ponts de la ville. Ce long séjour dans le lac a une action purifiante très remarquable. Hermann Fol et Dunand ont, en effet, constaté qu'un repos absolu de trois semaines stérilisait l'eau la plus impure.

Par contre, la situation de la ville de Genève à l'extrémité par laquelle le fleuve s'échappe du lac, est une cause puissante d'infection et rend illusoire la purification qui s'est opérée pendant la traversée. Les auteurs que je viens de citer ont étudié, il y a quelques années, la composition biologique de l'eau du port, et ils ont vu que celle prise au coin du quai des Eaux-Vives et du Jardin anglais, renfermait 100000 germes par centimètre cube et que sur ce nombre 5700 étaient cultivables sur gélatine.

Si donc le Rhône sort limpide et azuré du lac de Genève, il n'en est pas moins à ce niveau chargé d'une quantité effrayante de microbes. Que deviennent ces germes ? Sont-ils en partie détruits pendant le transport avant de parvenir jusqu'à nous ? Cela est très probable, car diverses recherches ont démontré depuis longtemps que les eaux courantes ont une action destructive sur les germes, et même nous sommes en mesure d'affirmer qu'il en est ainsi pour ceux qui proviennentdu lac de Genève.

MM. Chauveau et Arloing ont, en effet, constaté qu'en amont de Lyon, l'eau du Rhône ne renferme que 51 germes par centimètre cube. Nous venons de voir qu'il y en avait 100,000 au port de Genève. Cette diminution est-elle due à la dilution du fleuve produite par ses affluents ? Je ne le pense pas. Le Rhône reçoit au-dessus de Lyon, l'Arve, le Fier, la Laisse, la Valserine et l'Ain. En admettant que ces rivières soient absolument pures, déversent-elles dans son lit un volume d'eau suffisant pour faire tomber de 100,000 à 51 le nombre des microbes contenus dans le fleuve à sa sortie du lac? Non. Le débit du Rhône à Genève dans les eaux moyennes est de 270 mètres cubes, il s'élève à 650 à Lyon ; il y a loin de ce rapport à celui qui existe entre le nombre des microbes aux deux points extrêmes. Il ne paraît pas douteux que le Rhône ne se purifie dans sa course par l'action de l'air, de la lumière et aussi parce qu'il est peu chargé de matières organiques. On sait que l'eau du fleuve peut être conservée longtemps sans se putréfier.

Le Rhône est le plus rapide des fleuves de l'Europe ; sa pente est considérable, elle est de 212 mètres depuis Genève, soit en moyenne de 1 m. 334 par kilomètre. Elle diminue à partir de Lyon, tout en restant forte. Elle varie à plusieurs reprises pendant la traversée de la ville, où il a un parcours de 7 kilomètres depuis le viaduc du chemin de fer de Genève jusqu'au pont de la Mulatière. Voici quelques chiffres qui nous intéressent en nous faisant connaître kilomètre par kilomètre le niveau de la nappe souterraine, quand le Rhône est à l'étiage.

BORNES KILOMÉTRIQUES.	ALTITUDE à l'étiage.	PENTE par kilomètre.
	mètres.	mètres.
Kil. n° 7, viaduc du chemin de fer de Genève.	162.99	
Kil. n° 6, cours d'Herbouville...............	162.57	0.42
Kil. n° 5, pont Saint-Clair	162.03	0.54
Kil. n° 4, pont Lafayette.....	161.42	0.61
Kil. n° 3, en face de la Charité	160.86	0.56
Kil. n° 2, viaduc du P.-L. M...............	160.60	0.26
Kil. n° 1, en face de l'Abattoir	160.20	0.40
Kil. n° 0, milieu de la digue séparative....	159.40	0.76
Différence d'altitude à l'entrée et à la sortie de la ville.....	3.59	moyenne : 0.507

La largeur moyenne est approximativement de 220 mètres, et la nappe d'eau qu'il représente au centre de la ville est d'environ 150 hectares.

La *Saône*, qui prend sa source dans les monts Faucilles, vient se jeter dans le Rhône après un parcours de 440 kilomètres. Assez rapide dans la première partie de son trajet, elle se ralentit à partir de sa jonction avec le Doubs. Depuis

Châlon son cours est si lent qu'elle ressemble plus à un lac qu'à une rivière ; sa pente n'est en effet que de 0 m. 013 par kilomètre.

Du barrage de l'Ile-Barbe jusqu'au confluent la distance est de 10.200 mètres. Elle franchit l'enceinte de la ville au kilomètre 8 au niveau du chemin du bois de la Caille ; elle fait son entrée un peu plus bas sur l'autre rive, à l'embouchure du ruisseau de Rochecardon.

La Saône forme dans l'intérieur de la ville une nappe liquide de 8 kilomètres de long, dont la superficie est d'environ 120 hectares. Ses eaux sont moins limpides et moins vives que celles du Rhône ; elles sont plus riches en matières organiques et se putréfient rapidement quand on les conserve ; souvent ses rives dégagent une odeur saumâtre. Nous n'en possédons pas l'analyse biologique ; mais la Saône est certainement plus riche en microbes que le Rhône, et comme elle traverse un certain nombre de villes importantes elle ne pourrait fournir qu'une eau potable dangereuse.

Son altitude à l'étiage est de 153 m. 596 au pont de la Feuillée et de 157 m. 956 au pont de la Mulatière, ce qui représente une pente moyenne de 0 m. 015 par kilomètre.

Régime des deux fleuves. — Grâce au lac de Genève qui fait l'office de régulateur, les crues du Rhône sont moins fortes à Lyon que dans le Midi. Cependant avant les travaux de défense exécutés depuis 1856, le Rhône débordait fréquemment dans nos rues, où il refluait par les canaux des *Cordeliers* et de l'*Hôpital*. Sur la rive gauche, il étendait ses eaux sur toute la plaine jusqu'aux balmes viennoises, en formant un vaste lac. La Saône débordait également sur ses deux rives. Elle inondait tout le quartier compris entre les rues Écorche-Bœuf et Chalamont et sur la rive droite elle envahissait la rue des Prêtres en refluant par le *Port du Sable*, le canal de la *Pierre-Percée* et l'allée du *Babouin* (1). Depuis 1856, ni le Rhône, ni la Saône n'ont débordé dans notre ville.

(1) Chapeaut : *Annuaire de Lyon*, 1839.

PLANCHE 1.

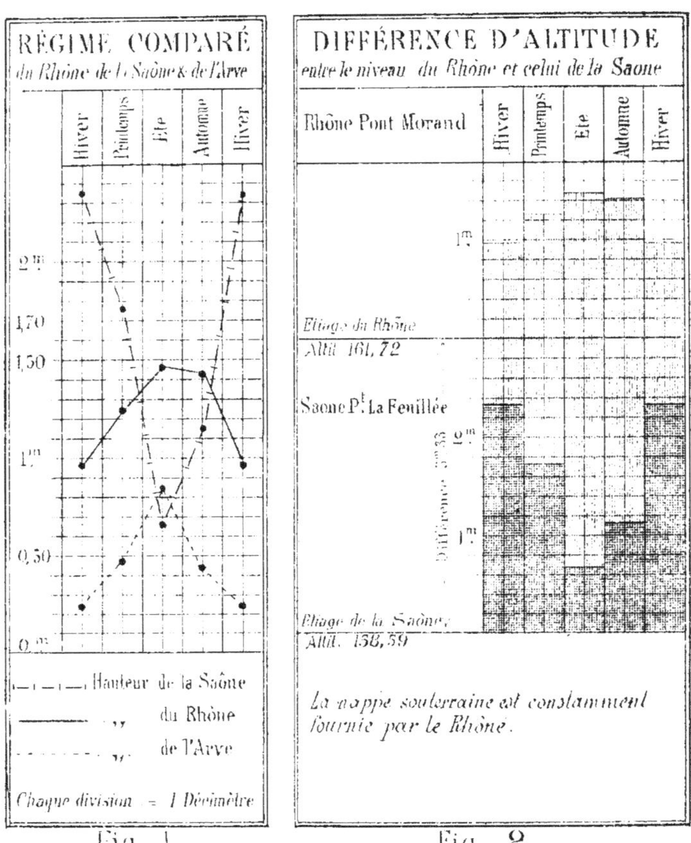

DÉBIT COMPARÉ DU RHÔNE ET DE LA SAÔNE

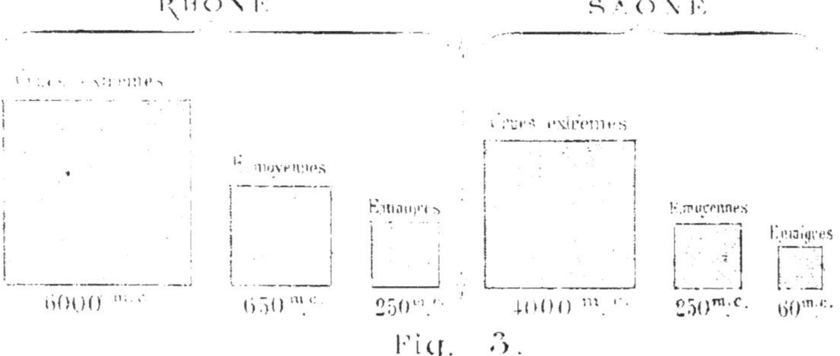

Si l'on jette un coup d'œil sur le tableau suivant, emprunté à Élisée Reclus, on voit que nos rivières ont un débit très inégal (Pl. I, fig. 3.)

	Eaux à l'étiage.	Eaux moyennes.	Crues extrêmes.
Saône.....................	60 m.	250 m.	4000 m.
Rhône.....................	250	650	6000
	310	900	10000

Dans les eaux moyennes (650 mètres), le Rhône s'élève à 1 m. 14 au-dessus de l'étiage. La plus forte crue connue est celle de 1856 qui a atteint 6 m. 25 au pont Morand. La moyenne de la plus grande crue annuelle est de 3 m. 92 ; le chiffre est plus élevé pour la Saône, ainsi que nous allons le voir.

La Saône débite à Lyon 60 m. c. à l'étiage et 250 dans les eaux moyennes. En octobre 1832, elle est descendue à (— 0 m. 29) de son échelle et en novembre 1840 elle s'éleva à 9 m. 81. Ce qui fait un parcours total de 10 m. 10, dont aucun autre fleuve français, si ce n'est la Garonne, ne pourrait offrir l'équivalent. Ses eaux moyennes sont à 1 m. 56 au-dessus de l'étiage et la moyenne annuelle de sa plus forte crue est de 5 m. 35.

Les météorologistes ont fréquemment signalé le phénomène de balancement qui s'opère avec régularité dans la tenue des deux cours d'eau. Si on étudie leur période annuelle, on voit, en effet, que le Rhône suit la loi qui régit les fleuves descendant des hautes montagnes à glaciers et que la Saône suit celle qui régit les fleuves nés des basses montagnes (Pl. I, fig. 1.)

RHÔNE (hauteur moyenne).		SAÔNE (hauteur moyenne).	
Hiver................	0^m,99	Hiver................	2^m,33
Printemps	1 23	Printemps	1 77
Eté.................	1 47	Eté.................	0 67
Automne.............	1 41	Automne.............	1 15
Année : haut. moyenne.	1 28	Année : haut. moyenne.	1 56

Pendant l'hiver, alors que le Rhône est à son plus bas niveau, la Saône coule à pleins bords ; en été, au contraire, elle est fort basse et n'aurait qu'une masse d'eau bien peu considérable, si le Rhône, gonflé par la fonte des glaciers de la Suisse et de la Savoie, ne venait refluer dans son courant.

Le Rhône atteint son plus bas niveau pendant l'hiver. A cette époque, il n'est alimenté, pour ainsi dire, que par le lac de Genève. L'Arve, qui est son affluent principal, présente le même régime que le Rhône (Pl. I, fig. 1) : hiver 0,23, printemps 0,47, été 0,82, automne 0,43. Pendant l'hiver son apport se réduit au minimum et les eaux du Rhône nous parviennent limpides et azurées comme à sa sortie du lac.

C'est la portée de l'Arve qui accroît d'ordinaire le volume du Rhône, et souvent le torrent roule une masse d'eau plus considérable que le fleuve à sa sortie du lac, ainsi qu'en témoigne le tableau d'Élisée Reclus.

	Eaux à l'étiage.	Eaux moyennes.	Crues extrêmes.
Rhône à la sortie du lac......	70 m. c.	270 m. c.	575 m. c.
Arve........................	35	160	700
	105	430	1275

Une des données hydrologiques les plus intéressantes, sur laquelle nous avons maintes fois appelé l'attention, c'est la différence énorme qui existe entre la cote d'étiage des deux

fleuves : la Saône marque 158 m. 596 au pont de la Feuillée
et le Rhône s'élève à 161 m. 72 au pont Morand, soit une
différence de 3 m. 124 entre ces deux points homologues. Au
pont de la Mulatière, la Saône marquant 157 m. 956 et le
Rhône 159 m. 40, la différence de niveau est encore de
1 m. 444.

Quand les deux fleuves sont à l'étiage la nappe souterraine est évidemment fournie par le Rhône seul ; il en est
ainsi à toutes les époques de l'année moyenne. Pendant l'hiver, le Rhône marque + 0,99 quand il est à son minimum ;
il dépasserait donc de 3 m. 124 + 0,99 = 4 m. 114 le niveau de la Saône si elle était à l'étiage ; mais, à cette époque la rivière atteint son maximum moyen de 2 m. 33 ; la
différence de niveau est encore de 1 m. 784 en faveur du
Rhône (Pl. I, fig. 2.)

Ainsi, dans les conditions les plus défavorables, comme
celles que nous venons d'exposer, le Rhône est constamment
plus élevé que la Saône, et c'est à l'infiltration de ses eaux
qu'est due la nappe souterraine. Nous avons suffisamment
insisté précédemment sur les conséquences hygiéniques de
cet ordre de chose pour n'avoir pas à y revenir.

Nous savons que l'altitude moyenne de la presqu'île et de
la plaine des Brotteaux est de 168 mètres environ et que la
hauteur moyenne annuelle du Rhône est de 1 m. 28 au-dessus de l'étiage. Si nous nous reportons au tableau que j'ai
dressé de son altitude kilomètre par kilomètre, le Rhône cote-
rait donc en moyenne 162 m. 70 au pont Morand et 160 m. 68
au viaduc du chemin de fer Paris-Lyon-Méditerranée ,
soit une altitude moyenne de 161 m. 59 dans la traversée
de la ville. Si l'on admet que le miroir de la nappe souterraine est sur le même plan horizontal que celui du
fleuve, il est au plus distant de la surface du sol de 6 m. 31 ;
mais la capillarité fait monter bien plus haut le miroir de
la nappe et nos maisons plongeant de 4 à 5 mètres dans le
sol, on peut affirmer qu'elles sont fréquemment baignées
par les eaux du Rhône dans leurs fondations.

De la température comparée du Rhône et de la Saône et de l'air extérieur. — La température moyenne de nos fleuves ne suit pas exactement les oscillations de la température moyenne de l'air. Fournet et M. Gobin (1) ont fait à ce sujet une série d'observations et sont arrivés tous deux isolément aux mêmes conclusions.

Voici un tableau, dressé par Fournet, qui résume ses quatre années d'observations.

MOIS.	RHÔNE (température du)	SAÔNE (températ. de la)	TEMP. MOYENNE de l'air.
Janvier	+ 4.2	+ 2.1	— 1.5
Février	4.6	3.3	+ 3.9
Mars	6.1	5	7.2
Avril	10	10	9
Mai	15.2	16.8	16.5
Juin	18.7	20.9	21.2
Juillet	19.2	21.1	20.3
Août	19.6	21.0	20.3
Septembre	17.5	18.7	16.9
Octobre	13.9	13.6	12.2
Novembre	10.1	8.6	9.5
Décembre	6.0	4.5	4.5

Ces chiffres montrent que si la température de l'air est inférieure à 10° l'eau du Rhône est moins froide que celle de la Saône, et que, si la température de l'air est supérieure à 10 ou 12 degrés, l'eau de la Saône est plus chaude que celle du Rhône. La température de la Saône suit de très près les oscillations de la température de l'air, tandis que l'eau du Rhône en est plus inépendante : elle est moins froide en hiver et plus fraîche en été. Le fleuve agit donc comme les grandes masses d'eau en tempérant le froid de l'hiver et les chaleurs de l'été.

La différence entre la température de l'eau du Rhône et de la Saône et de l'air ambiant pendant la saison d'hiver explique en partie la fréquence et l'intensité des brouil-

(1) Lacassagne, 1er volume, p. 153, loc. cit.

lards, qui prennent d'ordinaire naissance à la surface du fleuve et qui envahissent d'abord les quais et refluent dans la ville par les rues transversales.

Je terminerai cette étude topographique par quelques renseignements géodésiques et astronomiques. Je me bornerai à donner des chiffres sans y ajouter de commentaires, en faisant observer que plusieurs d'entre eux ont une utilité immédiate, ceux, par exemple, qui servent à connaître le coefficient d'amplitude de la température diurne, la position du soleil à un moment donné, la longueur d'ombre projetée, etc.

Données géodésiques et astronomiques concernant le lieu géographique de la ville de Lyon :

La latitude et la longitude ont été déterminées au niveau de la boule du clocher de Fourvières.

Latitude N. = 45° 45′ 45″.

Longitude E. = 2° 29′ 10″.

En conséquence l'heure de Lyon avance sur celle de Paris de 9 minutes 56 secondes 40 tierces.

Distance au centre de la terre : 6.366.652 mètres.

La *vitesse de rotation autour de l'axe de la terre* est de 325 mètres par seconde.

Force centrifuge : 23^{mm},6.

Diminution de la pesanteur : 16^{mm},6.

Longueur du pendule : 993^{mm},57.

Les renseignements suivants : angles horaires, longueur d'ombre, distance zénithale aux solstices et aux heures indiquées servent à connaître la durée d'insolation dans les rues de largeur, de profondeur et de directions connues.

*Angles que forment les lignes horaires avec le méridien
sur un cadran solaire horizontal.*

DEGRÉS.		HEURES.	
5°,21'	de 11 h. 30 à 12 h. ou de	12 h. à 12 h. 30
10°,52'	de 11 h. à 12 h. —	12 h. à 1 h.
16°,32'	de 10 h. 30 à 12 h. —	12 h. à 1 h. 30
22°,20'	de 10 h. à 12 h. —	12 h. à 2 h.
28°,47'	de 9 h. 1/2 à 12 h. —	12 h. à 2 h. 30
35°,37'	de 9 h. à 12 h. —	12 h. à 3 h.
42°,59'	de 8 h. 30 à 12 h. —	12 h. à 3 h. 30
51°,7'	de 8 h. à 12 h. —	12 h. à 4 h.
59°,57'	de 7 h. 30 à 12 h. —	12 h. à 4 h. 30
69°,29'	de 7 h. à 12 h. —	12 h. à 5 h.
79°,35'	de 6 h. 30 à 12 h. —	12 h. à 5 h. 30
90°	de 6 h à 12 h. —	12 h. à 6 h.

*Hauteur méridienne du soleil aux deux solstices et longueur d'ombre
correspondante :*

Le 21 juin, haut., 67°,43' longueur d'ombre d'un style de 1 m. = 410 mil.
Le 22 déc., haut., 20°,47' — — = 2636 mil.

Distance zénithale du soleil aux heures suivantes et au solstice d'hiver.

à 11 h. 1/2 ou à 12 h. 1/2 = 69°,33'
à 11 h. ou à 1 h. = 70°,30'
à 10 h. ou à 2 h. = 74°,20'
à 9 h. ou à 3 h. = 83°,33'

La connaissance de la durée du jour aux diverses époques
sert à calculer le coefficient d'amplitude diurne de la température. Le plus long jour de l'année à Lyon est de 15 heures
36 minutes, et le plus court de 8 h. 38 m. Voici d'ailleurs
un tableau donnant des indications de 10 jours en 10 jours,
en supposant que Lyon est exactement à 45° de latitude.

Tableau des heures du lever et du coucher du soleil et de la durée des jours Lyon étant à 45° de latitude.

MOIS	DATES	LEVER	COUCHER	DURÉE DU JOUR
Janvier	1	7 h. 42'30"	4 h. 27'	8 h. 44'30"
	11	7 h. 41'30"	4 h. 37'	8 h. 55'30"
	21	7 h. 34'30"	4 h. 51'	9 h. 16'30"
Février	1	7 h. 24'	5 h. 5'	9 h. 41'
	11	7 h. 11'	5 h. 20'	10 h. 9'
	21	6 h. 54'30"	5 h. 34'	10 h. 39'30"
Mars	1	6 h. 41'30"	5 h. 45'	11 h. 3'
	11	6 h. 23'	5 h. 59'	11 h. 36'
	21	6 h. 4'	6 h. 12'	12 h. 8'
Avril	1	5 h. 42'	6 h. 26'	12 h. 44'
	11	5 h. 25'	6 h. 38'	13 h. 13'
	21	5 h. 7'	6 h. 51'	13 h. 44'
Mai	1	4 h. 50'	7 h. 3'	14 h. 13'
	11	4 h. 37'	7 h. 16'	14 h. 39'
	21	4 h. 26'	7 h. 27'	14 h. 59'
Juin.......	1	4 h. 18'	7 h. 37'	15 h. 19'
	11	4 h. 14'	7 h. 44'	15 h. 30'
	21	4 h. 15'	7 h. 48'	15 h. 36'
Juillet	1	4 h. 18'	7 h. 49'	15 h. 31'
	11	4 h. 25'	7 h. 45'	15 h. 20'
	21	4 h. 34'	7 h. 37'	15 h. 3'
Août.......	1	4 h. 46'	7 h. 25'	14 h. 39'
	11	4 h. 58'	7 h. 11'	14 h. 13'
	21	5 h. 10'	6 h. 55'	13 h. 45'
Septembre .	1	5 h. 22'	6 h. 37'	13 h. 15'
	11	5 h. 34'	6 h. 18'	12 h. 44'
	21	5 h. 47'	6 h.	12 h. 13'
Octobre....	1	5 h. 58'	5 h. 40'	11 h. 42'
	11	6 h. 11'	5 h. 22'	11 h. 21'
	21	6 h. 24'	5 h. 5'	10 h. 51'
Novembre..	1	6 h. 39'	4 h. 48'	10 h. 9'
	11	6 h. 53'	4 h. 34'	9 h. 41'
	21	7 h. 7'	4 h. 25'	9 h. 18'
Décembre ..	1	7 h. 20'	4 h. 18'	8 h. 58'
	11	7 h. 30'	4 h. 16'	8 h. 46'
	21	7 h. 37'	4 h. 19'	8 h. 38'

II. — Météorologie.

Pendant un quart de siècle les observations météorologiques étaient faites à Lyon par les soins d'une Commission qui publiait régulièrement ses travaux dans les *Mémoires de la Société d'agriculture*, en y adjoignant les observations recueillies dans un grand nombre de localités du département du Rhône.

L'ancien observatoire fut primitivement placé au centre de la ville, au-dessus de la chapelle du Lycée à 195 m. 45 ; puis il fut transporté sur une des terrasses intérieures du Palais-des-Arts à 194 m. 15 d'altitude.

Cette situation, au centre de la ville et à l'intérieur d'un vaste ensemble de constructions élevées, ne se prêtait pas facilement à une détermination exacte de quelques éléments météorologiques et en particulier de la température vraie de l'air du lieu géographique. Aussi en 1878 la station fut transférée au parc de la Tête-d'Or. Actuellement l'observatoire de Lyon utilise trois stations situées à des altitudes différentes, ce sont : le parc de la Tête-d'Or à 175 mètres ; l'observatoire de Saint-Genis-Laval à 300 m. et le fort du mont Verdun à 625 mètres.

Assurément les observations nouvelles faites dans de meilleures conditions, avec un outillage plus perfectionné et sous la direction du savant professeur de la Faculté des sciences, M. André, présentent une précision plus rigoureuse que par le passé. Il n'en est pas moins regrettable, à mon avis, qu'on n'ait pas maintenu un poste dans l'intérieur de la ville, et même qu'on n'en ait pas créé de nouveaux, parce que les villes ont bien des conditions climatériques spéciales, différentes de celles qu'on observe dans les lieux découverts du voisinage, qu'il est utile de connaître au point de vue médical ; d'autre part, les observations de la période précédente ne sont pas immédiatement comparables à celles du nouveau régime : en maintenant le poste central de la ville, on aurait eu des données expérimentales qui auraient permis de rattacher l'une à l'autre les deux séries.

Données météorologiques. — Les documents fournis par la Commission de météorologie pendant une période de 24 ans (1854-1878) ont servi de base à M. André, pour établir une moyenne qui constitue ce que nous appellerons avec lui le *climat normal, l'année météorologique normale.* Cette étude donne les moyennes relatives à la *température de l'air*, à la *pression barométrique* et à la *pluie recueillie.*

Les observations faites depuis 1878 nous fourniront des renseignements sur d'autres facteurs, dont les uns n'étaient pas observés et dont les autres n'ont pas été reproduits par M. André, tels sont l'*évaporation*, l'*actinométrie*, la *nébulosité du ciel*, la *durée de l'insolation directe*, etc. Ces observations sont publiées mensuellement dans le *Bulletin municipal.* Elles ont été rassemblées dans le volume des *Documents* et dans celui de M. Lacassagne (1) jusqu'en 1885, nous y avons ajouté l'année 1886.

Pour tous les facteurs communs aux deux séries d'observations, nous donnerons les chiffres de l'*année normale*, comprise comme je viens de l'expliquer, et à côté la moyenne de la période nouvelle de huit ans, et enfin la moyenne totale, portant dès lors sur trente-deux ans. Pour les éléments qui ne sont étudiés que depuis quelques années, la moyenne a été établie par nous sur un nombre d'années variables ; nous aurons soin de l'indiquer.

Je n'accompagnerai ces résultats généraux que de très rares considérations médicales, me réservant de revenir ultérieurement sur ce sujet.

Pression barométrique. — La pression barométrique à la hauteur du sol, d'après la moyenne de 1854-1878, à laquelle j'ai ajouté celle de 1878-1886 (en tout 32 ans) est de 746,8. Si on la ramène au niveau de la mer, en admettant une variation de 1 millim. pour 10 m. 5 d'élévation, la moyenne rapportée au niveau de la mer est de 763 millim. et la ligne

____

(1) Lacassagne : *Hygiène de Lyon*, 1 vol.

isobarique de Lyon passe par Madrid, Aurillac, Strasbourg et Prague.

Suivant une loi générale, la pression varie périodiquement avec la saison : elle atteint son maximum en hiver 748,2 (voy. tableau suivant et pl. II), un second maximum en été, 747,05 ; elle baisse en automne 746,85 et tombe à sa limite inférieure, 745,2 au printemps.

Pression barométrique.

MOIS	ANNÉE NORMALE	MOYENNE de 1878-1880	DEUX MOYENNES réunies (32 ans)
Décembre	747,7	749,20	748,50
Janvier	748,4	749.57	748.98
Février	748.5	747,80	748,03
Mars	744,9	746.63	745,50
Avril	745.5	742,53	744,10
Mai	745,1	746,90	746,00
Juin	746,9	746.50	746,70
Juillet	747,2	747,46	747,33
Août	747,1	746,90	747,00
Septembre	747,7	747,06	747.38
Octobre	746,5	746,96	746,73
Novembre	746,2	748,70	747,45

Résultats trimestriels.

	ANNÉE NORMALE	MOYENNE de 1878-1880	DEUX MOYENNES réunies (32 ans)
Hiver	748,2	748,9	748,42
Printemps	745,2	745,15	745,20
Été	747,1	746,98	747,05
Automne	746,8	747,65	746,99

Résultats annuels.

	ANNÉE NORMALE	MOYENNE de 1878-1880	DEUX MOYENNES réunies (32 ans)
Année	746,8	747,16	746,85

Les variations accidentelles présentent une amplitude assez considérable. La plus basse pression observée a été de 718 mill. 2 le 14 février 1855, et la plus haute de 769 mill. le 21 janvier 1881. L'amplitude moyenne des oscillations barométriques est de 18 mill. ; elle s'élève parfois à 25 et même 30 millimètres dans un mois. Si grandes que soient ces variations barométriques, elles me paraissent devoir être par elles-mêmes sans influence marquée sur la santé des hommes ; il suffit de monter à Fourvières, à la Croix-Rousse pour su-

bir en quelques minutes des variations presque aussi grandes que celles observées d'un jour à l'autre et cependant on
n'en éprouve aucune sensation. Les grands mouvements de
la colonne mercurielle sont toujours accompagnés d'autres
phénomènes météorologiques d'une importance plus grande
et plus capables d'influencer notre organisme. Je n'insisterai
donc pas davantage sur ce facteur plus intéressant pour le
météorologiste que pour le médecin.

TEMPÉRATURE. — Les météorologistes ont adopté une
division de l'année en saisons météorologiques, différentes
des saisons astronomiques, parce que le minimum et le maximum de la température n'ont pas lieu à l'époque des solstices. En effet, le minimum de l'année a lieu vers le 15 janvier, ce jour est pris pour le milieu de l'hiver qui se compose des mois de décembre, janvier et février ; les autres
saisons comprennent les autres mois groupés par trimestres.
C'est cette division que nous avons adoptée dans ce travail
et que nous suivrons, à l'avenir, dans l'étude des maladies
régnantes.

Le tableau suivant renferme les résultats mensuels, trimestriels et annuels de ce que nous appelons l'année normale (24 ans). Dans une seconde colonne on trouve la
moyenne que nous avons dressée des huit années d'observations au parc de la Tête-d'Or ; la troisième colonne
indique l'ensemble de ces deux séries ; et enfin j'ai ajouté
dans une quatrième colonne les résultats déduits de 64 années d'observations faites à l'observatoire de Paris. Ce rapprochement m'a paru instructif.

On remarquera que les chiffres de l'ancien observatoire
sont constamment plus élevés que ceux du nouveau. Il est
possible que cette différence soit due en partie à des conditions spéciales aux années où les observations ont été recueillies ; cela n'est pas douteux, par exemple, pour la
moyenne de l'hiver et des mois correspondants, qui a été notablement diminuée par les chiffres exceptionnellement bas
(— 6,2, — 3,2 + 3,8) obtenus en 1789-80. Il faudra une
série d'hivers plus chauds pour relever le taux de la nou-

velle moyenne. Mais il est possible aussi que cette différence tienne à ce que les postes d'observation actuels sont en pleine campagne, tandis que les autres fois, ils étaient au centre de la ville, où la température est toujours moins basse en hiver.

Tableau de la température moyenne
(résultats mensuels)

MOIS	ANNÉE NORMALE déduite de 24 ans d'observat.	MOYENNE de 1878-1886	ENSEMBLE des 32 ans	MOYENNE de Paris déduite de 64 ans.
Décembre	+ 2.9	+ 1.6	+ 2,25	+ 3,7
Janvier	3,0	0.77	1.88	2,4
Février	5,0	4,6	4,80	4,5
Mars	7,9	7,4	7,65	6,4
Avril	12,9	10,46	11,68	10,1
Mai	16,2	14,03	15,12	14,2
Juin	20,1	17,10	16,60	17,2
Juillet	22,5	20,60	21,25	18,9
Août	21,6	19.40	20.50	18,5
Septembre	18,6	15.74	17,17	15,7
Octobre	13.2	10,20	11,70	11.3
Novembre	6,8	6,6	6,7	6,5

Saisons météorologiques.

Hiver	+ 3,6	+ 2.41	+ 3,0	+ 3,5
Printemps	12,3	10.60	11,45	10,2
Été	21,4	18.40	19,90	18,2
Automne	12,9	10,54	11,72	11,2

Résultats annuels.

Année	+ 12,6	+ 10,48	+ 11,54	10,78

La *moyenne annuelle* de la température varie d'une année à l'autre, toutefois la différence ne dépasse pas 4°,9.

Dans la période qui forme l'année normale, elle est de 12°,6 ; et de 10°,48 dans la seconde série, ce qui donne 11°,54 comme chiffre moyen de l'ensemble des observations.

Si on consulte le tableau des moyennes diurnes, on voit que la moyenne annuelle a lieu du 8 au 11 avril, ou du 20 au 23 octobre en automne.

Tableau de la température moyenne de chaque jour
(Climat normal de 24 années).

Jours	Janv.	Févr.	Mars	Avril	Mai.	Juin.	Juill.	Août.	Sept	Oct.	Nov.	Déc.
1	2.9	4.8	7.7	9.6	13.9	18.8	20.6	22.8	20.4	16.9	9.1	5.0
2	2 2	5.1	7.4	10.1	13.7	18.8	20.6	22.5	20.2	15.9	8.5	4.8
3	2.4	4.8	7.5	11.4	14.3	19.0	20.5	22.1	20.5	16.2	8.0	4.2
4	3.4	4.8	7.6	11.6	14.5	19.8	21.1	22.1	19.9	15.8	8.1	3.2
5	3.0	4 8	7.2	12.2	14.0	19.5	21.7	22.0	20.4	15.8	7.8	2.9
6	3.3	4.5	7.5	12.3	14.4	20.2	22.5	21.9	20.0	15.4	7.9	4.0
7	2.7	4.0	7.5	12.1	14 2	20.5	22.4	22.3	20.0	15.5	7.9	4.1
8	2.9	4.0	7.4	12.6	15.8	20.0	22.1	22.1	19.7	15.7	7.4	3.7
9	3.6	3.8	6.7	12.4	15.7	19.2	21.5	22.3	19 9	15.0	6.9	3.3
10	3.7	3.4	6.6	11.9	15.2	19.3	21.8	22.4	19.8	14.0	6.5	2.5
11	3.4	3.1	6.1	12.3	15.8	19.5	22.2	22.1	18.7	14.2	6.1	3.0
12	2.9	3.1	6.7	12.4	15.8	19.9	21.7	22.3	19.6	13.6	6.0	3.0
13	1.9	3.6	7.2	12.5	15.5	20.2	22.1	22.8	18.9	13.2	6.5	3.2
14	1.5	4.7	7.3	12.6	15.4	20.1	23.0	22.2	18.6	13.4	6.7	3.5
15	2.2	4.6	7.8	13.0	16.2	19.8	22·9	22.3	18.2	13.5	6.5	3.4
16	2.9	5.5	8.2	13.3	16.3	19.4	23.3	22.4	18.0	12.9	6.7	3.2
17	3.3	6.3	8.4	13.2	16.9	19.4	23.0	21.9	17.6	13.0	6.7	3.0
18	2.6	6.0	8.2	13.7	17.4	19.0	23.2	21.7	17.6	13.5	6.2	2.8
19	2.6	5.7	8.4	14 0	17.2	19.5	23.4	21.2	17.6	13.2	5.6	2.7
20	2.1	5.2	7.9	14.4	16.7	20.1	23.5	21.1	17.4	12.9	4.9	1.9
21	3.1	5.1	8.1	14.4	17.6	20.3	23.6	21.1	17.6	12.4	5.2	1.7
22	3.6	4.9	7.8	14.3	17.6	20.7	24.3	21.1	17.5	12.4	5.5	2.2
23	3.4	5.1	7.6	14.0	17.1	20.9	24.2	20.7	17.7	12.0	6.6	1.7
24	3.9	5.4	8.1	13.4	17.2	21.5	23.7	20.2	17.8	11.6	7.1	2.1
25	4.2	6.0	8.8	13.3	17.0	20.8	22.5	20.5	17.8	11.2	7.0	2.1
26	3.1	7.0	8.7	13.8	17.2	20.9	23.0	20.9	17.1	10.9	7.1	2.2
27	3.2	7.9	9.6	14.3	17.1	21.4	23.1	20.6	17.4	10.9	7.0	2.0
28	2.8	7.3	9.4	13.8	17.9	1.6	23.4	20.7	17.5	9.7	6.4	1.7
29	3.1		9.4	12.9	18.6	21.0	22.8	20.2	17.6	9.5	6.1	1.7
30	3.7		9.2	13.9	18.6	20.4	22.4	19.9	17.8	9.1	6.5	2.1
31	4.3		8.9		18.8		22.7	20.3		9.4		2.2

Le minimum a lieu le 14 janvier (+ 1°,5) ; à Paris, ce chiffre est atteint le 9 janvier, c'est également le minimum de cette station. Le maximum se présente le 22 juillet, où il atteint 24°,3 ; il retarde également sur celui de Paris, qui se produit le 14 juillet (19°,9).

A Lyon, la moyenne du printemps 12°,3 est sensiblement égale à celle de l'automne, 12°,9 ; toutes deux sont plus élevées qu'à Paris, où l'on note 10,2 pour le printemps, et 11,2 pour l'automne. La moyenne de l'été est de 21°,4, et celle de

l'hiver de 3°,6, tandis qu'à Paris, elles sont respectivement.
de 3°,5 et de 18°,2.

Températures moyennes hebdomadaires
De Lyon (24 années d'observation) et de Paris (64 années d'observ.).

Semaines.	Lyon (1).	Paris.	Semaines.	Lyon.	Paris.
1	2.8	2.0	27	21.5	18.3
2	2.8	2.0	28	22.3	19.3
3	2.7	2.1	29	23.5	19.1
4	3.5	3.0	30	23.2	18.9
5	4.4	3.7	31	22.4	19.2
6	3.9	4.7	32	22.2	18.6
7	4.8	4.1	33	22.2	18.7
8	5.4	4.6	34	20.8	18.3
9	7.5	5.6	35	20.3	17.5
10	7.0	5.5	36	20.1	16.8
11	7.7	6.1	37	18.7	15.8
12	8.1	6.7	38	17.5	15.2
13	9.2	7.8	39	17.5	14.6
14	11.8	9.4	40	15.9	13.7
15	12.4	9.6	41	14.2	12.3
16	13.9	10.3	42	13.2	10.9
17	13.6	11.3	43	11.2	9.5
18	14.1	12.8	44	8.8	8.5
19	15.4	13.6	45	7.2	7.2
20	16.6	14.2	46	6.5	6.3
21	17.3	15.9	47	6.0	5.7
22	18.6	15.9	48	6.1	5.5
23	19.8	16.6	49	3.6	4.7
24	19.8	17.3	50	3.1	3.9
25	20.3	17.3	51	2.3	3.6
26	20.9	17.7	52	2.8	2.7

(1) Pour Lyon. voyez graphique de la planche II.

Comme il est d'usage de publier par semaine la mortalité des grandes villes, en particulier de Lyon et de Paris,
j'ai établi la moyenne hebdomadaire de la température à
Lyon, d'après le tableau des températures diurnes de M. André, et j'ai mis en parallèle la moyenne hebdomadaire de
Paris, que j'ai trouvée dans un ouvrage de Camille Flam-
marion (1).

Les moyennes hebdomadaires font disparaître en partie

(1) *De l'atmosphère*, 2e édition, p. 348.

PLANCHE II.

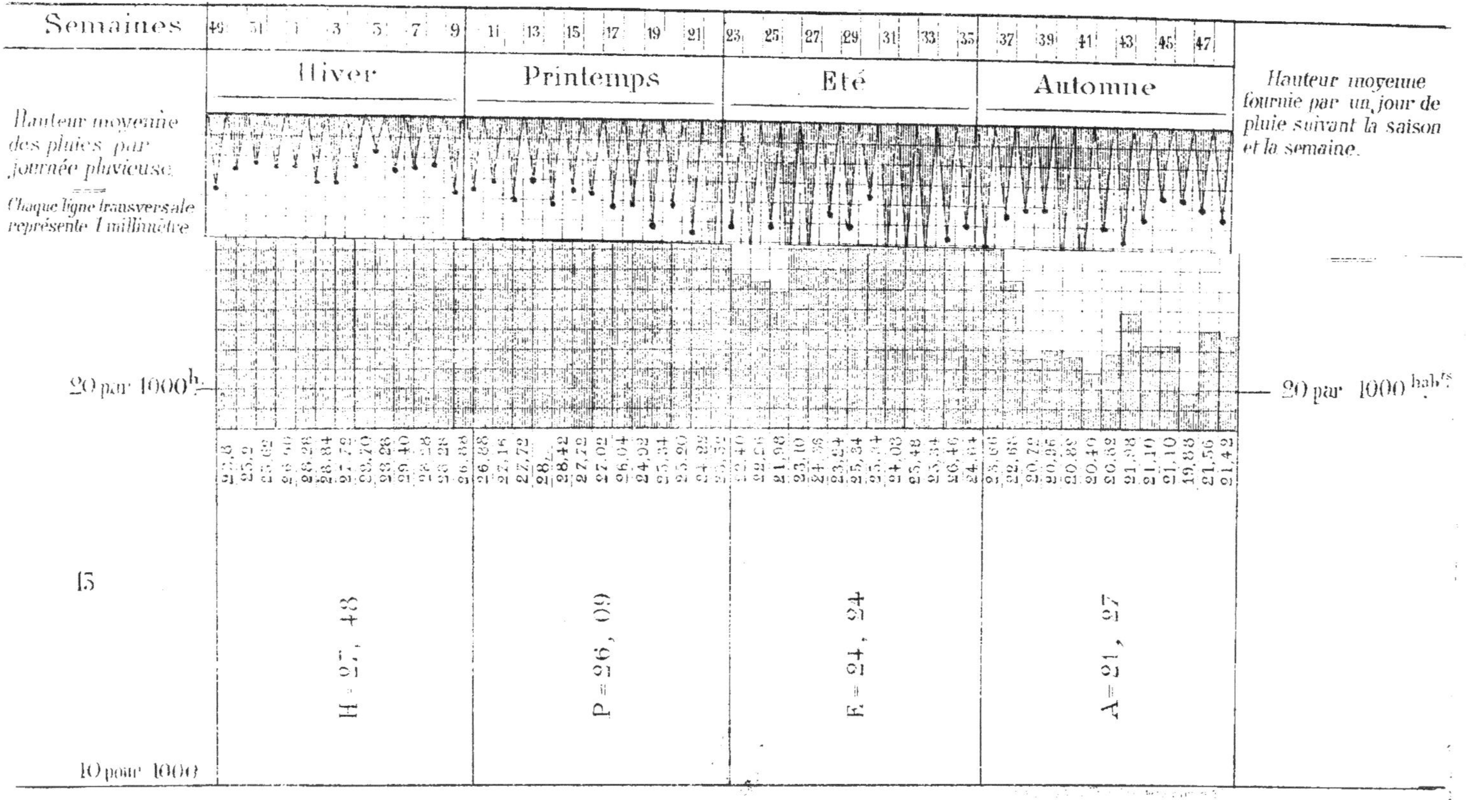

Semaines
49 51 1 3 5 7 9 11 13 15 17 19 21 23 25 27 29 31 33 35 37 39 41 43 45 47
Hiver
Printemps
Eté
Automne
Hauteur moyenne des pluies par journée pluvieuse.
Chaque ligne transversale représente 1 millimètre
Hauteur moyenne fournie par un jour de pluie suivant la saison et la semaine.
20 par 1000h.
20 par 1000 habts.
26,88 27,16 27,72 28, 28,42 27,72 27,02 26,04 24,92 25,34 25,20
21,98 23,10 25,48 25,34 26,46
22,66 20,72 20,96 20,88 20,40 20,68 21,98 21,10 21,10 19,88 21,56 21,42
15
H = 27, 48
P = 26, 09
E = 24, 24
A = 21, 97
10 pour 1000

PLANCHE II.

Semaines

Hiver — Printemps — Été — Automne

Hauteur moyenne des pluies par journée pluvieuse.

Chaque ligne transversale représente 1 millimètre.

Hauteur moyenne fournie par un jour de pluie suivant la saison et la semaine.

Pression barométrique moyenne hebdomadaire 1854–1878

Pression moyenne de l'année normale

Température moyenne hebdomadaire — calculée d'après l'année normale de M. André, 1854–1878

MORTALITÉ hebdomadaire.

moyenne calculée de 1875 à 1886

Mortalité par 1000 Coefficient de l'année.

20 par 1000 hab.

H = 27, 48

P = 26, 09

E = 24, 94

A = 21, 27

les fluctuations dues aux accidents météorologiques et maintiennent la marche assez régulière des variations périodiques. Toutefois, la courbe (Pl. II) du climat de Lyon semble présenter des accidents plus brusques que celle de Paris. Ainsi de la 13ᵉ à la 14ᵉ semaine la température s'accroît tout à coup de 2°,6 (fin de mars et première semaine d'avril), de même elle tombe de 2°,4 de la 43ᵉ à la 44ᵉ semaine (fin octobre commencement de novembre) ; tandis qu'à Paris les plus grandes variations d'une semaine à l'autre ne dépassent pas 1°,5.

Les courbes de températures diurnes à Paris et à Lyon présentent des irrégularités qui coïncident. Ainsi du 7 au 14 février, à Paris, la température tombe de 5°,3 à 3°,4 au lieu de s'élever comme elle devrait le faire ; à Lyon, elle s'abaisse également à 3°,1 ; un second abaissement anormal se produit du 4 au 11 mars à Paris ; à Lyon, il a lieu du 8 au 13. Du 9 au 12 avril, et du 15 au 20 juin un accident de même nature se produit dans les deux courbes.

Chacun connaît la période dite des Saints de glace (11, 12 et 13 mai) et de l'été de la Saint-Martin (10 au 19 nov.) qui sont marquées par un arrêt dans la croissance et dans la décroissance de la température.

Pour terminer ce qui a trait aux généralités, je dois mentionner un fait récemment signalé par M. André, à savoir que le parc de la Tête-d'Or (et par suite les parties basses de la ville) se comporte comme un *centre de froid* par rapport aux autres stations.

Les trois stations de l'observatoire étant situées à des altitudes différentes (le parc de la Tête-d'Or 175 m. (1), Saint-Genis-Laval 300 m., le mont Verdun 625 m.), les températures notées au Parc devraient être constamment plus élevées que dans les autres postes puisque la température décroît de 1 degré pour 140 mètres d'altitude. Le maximum moyen du Parc devrait être supérieur de 0°,86 à celui de Saint-Genis et de 3°,21 à celui du mont Verdun. Or, parfois le maximum de Saint-Genis a dépassé celui du Parc, et

(1) Les repères de la Voirie marquent 167ᵐ,5 au niveau du sol du parc.

constamment la différence observée est inférieure à celle qu'indique la théorie.

De même les minimas de Saint-Genis et du mont Verdun devraient être constamment plus bas que ceux du Parc, or, l'observation montre que c'est le contraire qui a lieu. Les minimas du Parc sont constamment inférieurs à ceux de Saint-Genis, et parfois ils sont inférieurs à ceux du Verdun. Jamais la différence n'est aussi grande que l'indique la théorie.

En somme, en étudiant comparativement les minimas, les maximas et les températures moyennes observées dans les trois stations, on voit que le Parc se comporte comme centre de froid par rapport aux deux autres. « Ce fait est d'ailleurs d'autant plus à remarquer, dit M. André, que par sa situation topographique cette station paraît devoir être en grande partie soustraite à l'influence des vents du nord. Le calme relatif dont l'air y jouit dans bien des cas semble être ici la cause prédominante de la production de ce froid relatif. (1) »

En dehors de cette cause, ne pourrait-on pas faire intervenir, en partie du moins, l'humidité du sol du Parc. La nappe souterraine étant très rapprochée de la surface entretient une humidité constante qui se dégage sous forme de vapeurs et refroidit les couches d'air où plonge le thermomètre.

Écarts des températures extrêmes. — Les températures extrêmes, considérées d'une manière absolue, forment un élément très important du climat d'un lieu. Les hommes paraissent se comporter, dans une certaine mesure, comme les végétaux à l'égard des variations de température. Il suffit d'un froid intense de quelques instants ou d'un froid moins vif, mais persistant, pour faire périr un grand nombre d'essences végétales, parfaitement acclimatées cependant à la région. Il en est ainsi de l'espèce humaine, dont la mortalité augmente d'une manière notable par un froid modéré, mais

____

(1) Ch. André : *Influence de l'altitude sur la température.* Lyon, 1887, Association typographique.

prolongé, ou par un froid intense, celui-ci ne durât-il que quelques jours.

La plus basse température observée à Lyon a été de — 21°,2 le 24 janvier 1881, et la plus haute de 38°,6 le 24 juillet 1870, soit un écart de 59°,8.

D'aussi grandes oscillations ne sont pas rares, même dans des localités dont le climat moyen variable est moins rigoureux que le nôtre. On a noté, par exemple, 55°,4 à Turin et à Toulouse ; 56°,6 à Montpellier ; 59° à Orange. Une donnée aussi générale n'a donc pas une valeur bien grande pour apprécier le climat d'un lieu. Il n'en est pas de même lorsqu'on étudie les oscillations produites, non plus dans une série d'années, mais dans l'espace d'un jour, d'une semaine, d'un mois et dans l'année moyenne.

Amplitudes diurnes de la température. — L'écart des températures extrêmes de chaque jour, ou l'amplitude diurne de la température, caractérise d'une façon spéciale le climat d'un lieu, le climat étant d'autant plus tempéré qu'à température moyenne égale cette amplitude est moins considérable.

Si l'atmosphère était pure et immobile, il y aurait un rapport inverse, mais constant, entre l'écart des températures extrêmes de la journée et la durée du jour. Mais bien des causes viennent modifier ce rapport : les courants atmosphériques qui élèvent ou abaissent la température du lieu ; le degré d'humidité de l'air et la nébulosité du ciel qui diminuent le rayonnement nocturne, mais absorbent par contre les radiations solaires. De sorte que l'amplitude diurne variant suivant ces circonstances locales donne des renseignements utiles à connaître pour apprécier le degré de constance du climat d'un lieu.

En ne considérant que les écarts absolus qui existent entre la plus basse et la plus haute température de la journée, on trouve que ces oscillations sont très grandes à Lyon en toute saison, mais surtout au printemps et en été. Il n'est pas rare de constater des différences de 15, 20 et même 25 degrés.

Les écarts moyens diurnes sont bien moins considérables et ils varient assez régulièrement suivant les saisons ; ils sont moins grands en hiver qu'au printemps ; c'est en été qu'ils atteignent leur maximum de 13 à 14 degrés.

Amplitude moyenne diurne de la température de chaque mois.

	Parc	Saint-Genis	Verdun
Décembre	5.39	4.38	4.10
Janvier	5.51	4.93	4.55
Février	8.78	6.96	5.47
Mars	11.23	9.27	7.13
Avril	15.57	9.64	7.69
Mai	13.01	11.15	8.75
Juin	12.44	10.80	8.83
Juillet	13.83	11.76	9.14
Août	13.97	11.35	9.19
Septembre	10.84	9.34	6.81
Octobre	8.66	7.45	5.53
Novembre	8.57	6.85	4.77

En divisant l'écart entre les températures extrêmes de la journée par la durée du jour (voir le tableau de la durée du jour à chaque époque de l'année que nous avons donné précédemment) on obtient le *coefficient d'amplitude diurne.* Voici un tableau qui donne la *moyenne* de ce coefficient par mois, par saisons et par année, de 1854 à 1886.

Coefficient moyen d'amplitude diurne, par mois, par saisons et par année, de **1854** à **1886** (1).

MOIS	COEFFICIENT d'amplitude diurne par mois.	SAISONS	COEFFICIENT (33 ans) d'amplitude diurne moyenne des saisons.	COEFFICIENT d'amplitude diurne moyenne annuelle.
Décembre	0.850			
Janvier	0.863	Hiver	0.853	
Février	0.846			
Mars	0.843			
Avril	0.763	Printemps	0.790	
Mai	0.766			0.793
Juin	0.746			
Juillet	0.810	Été	0.765	
Août	0.740			
Septembre	0.856			
Octobre	0.850	Automne	0.763	
Novembre	0.682			

(1) L'année météorologique normale de M. André donne ce coefficient de 1854 à 1878. J'ai fait la moyenne des 8 années (1878-86) et je l'ai ajoutée à ceux de l'année normale.

Ces nombres, sans doute très importants en météorologie, n'éveillent pas dans l'esprit des profanes l'idée des grandes variations de température, souvent observées, qui peuvent altérer si gravement la santé publique. Je ne fais pas seulement allusion à ces différences énormes qui existent entre les froids de janvier et les chaleurs de juillet, mais je veux parler surtout de ces variations parfois très grandes qui ont lieu dans un espace de temps très court et qui impressionnent l'organisme d'autant plus vivement qu'elles sont plus brusques et plus étendues.

Amplitude moyenne de la température hebdomadaire
Pendant 7 ans, de 1875 à 1881.

Mois.	Semaines	Amplitude.	Mois.	Semaines	Amplitude.
Janvier	1	14.1	Juillet	27	19.6
	2	10.5		28	19.5
	3	14.0		29	17.4
	4	17.7		30	20.4
	5	13.3		31	17.2
Février	6	11.6	Août	32	17.9
	7	14.8		33	17.1
	8	14.8		34	17.2
	9	14.3		35	17.6
Mars	10	14.6	Septembre	36	18.1
	11	15.3		37	14.5
	12	18.8		38	15.9
	13	17.8		39	16.9
Avril	14	16.0	Octobre	40	16.4
	15	15.6		41	16.9
	16	17.7		42	16.4
	17	15.9		43	14.9
				44	15.2
Mai	18	15.9	Novembre	45	11.9
	19	15.8		46	15.4
	20	18.3		47	13.1
	21	19.9		48	15.1
	22	18.4			
Juin	23	19.2	Décembre	49	11.2
	24	17.9		50	10.9
	25	16.2		51	12.5
	26	17.2		52	13.0

Il serait aussi important de connaître pour chaque jour l'écart moyen entre la plus basse et la plus haute température, que de connaître la moyenne diurne. J'ai reculé devant le travail qu'aurait nécessité un pareil tableau, et je me suis contenté de donner les écarts des plus hautes et des plus basses températures observées par semaines, puis par mois, par trimestres et par année.

Le tableau de la page précédente donne l'écart moyen entre la plus haute et la plus basse température de chaque semaine pendant une période de sept années (1875-1882). Puis en faisant la moyenne et en considérant l'année entière, on voit qu'il y a d'ordinaire 15 degrés et 7 dixièmes de différence entre le minimum et le maximum d'une semaine. L'écart moyen est de 13°,1 en hiver, de 16°,7 au printemps, de 17°,9 en été et de 15°,4 en automne. Les variations du printemps sont presque aussi grandes que celles de l'été ; mais elles sont plus dangereuses parce que les oscillations font tomber brusquement la température à des chiffres parfois très bas. C'est au mois de décembre que l'écart est le moindre (11°,9) ; ce mois n'est pas le plus froid, mais il est le plus brumeux. Si un ciel chargé de vapeurs et de nuages a des inconvénients sérieux, il présente par contre l'avantage de diminuer le rayonnement terrestre et d'assurer dans une certaine mesure la constance du climat.

Le tableau suivant donne par mois et par saisons la moyenne des écarts hebdomadaires dont je viens de parler :

Décembre	11.9			
Janvier	13.9	}	Hiver	13.1
Février	13.7			
Mars	16.1			
Avril	16.3	}	Printemps..	16.7
Mai	17.7			
Juin	17.7			
Juillet	18.8	}	Été	17.9
Août	17.4			
Septembre	16.3			
Octobre	15.9	}	Automne...	15.4
Novembre	14.1			

Annuellement, la moyenne des différences qui existent dans le cours d'une semaine entre la température maxima et la température minima est de 15°,7.

J'ai calculé l'*amplitude mensuelle moyenne* sur une période de 8 ans (1878-86), en prenant la différence entre la plus haute et la plus basse température du mois correspondant de chaque année. Il en est de même de l'amplitude trimestrielle et annuelle : elles ont été calculées en prenant l'écart du maximum et du minimum de la saison pendant ces huit années, et l'écart entre le maxima et le minima de l'année.

Amplitude moyenne, mensuelle et trimestrielle (de 1876-86).

Décembre	22.3	Hiver	28.8
Janvier	24.3		
Février	20.6		
Mars	23.8	Printemps	32.1
Avril	23.9		
Mai	26.2		
Juin	24.7	Été	28
Juillet	25.0		
Août	24.9		
Septembre	23.5	Automne	31.8
Octobre	22.7		
Novembre	21.0		

Amplitude annuelle moyenne : 44°,9.

Ce chiffre de 44°,9 à lui seul donne une idée de la variabilité de notre climat. Ce même caractère se retrouve si on étudie la température mois par mois, saison par saison ; on voit qu'elle varie de 21° à 26° dans l'espace d'un mois et de 28° à 32° dans le cours d'une saison. C'est au printemps et à l'automne que les écarts sont les plus considérables.

Températures moyennes horaires : Je n'ai trouvé que très peu de renseignements sur les variations de la température moyenne suivant les différentes heures du jour. Toutefois, dans les *Annales de l'Observatoire de Lyon*, de 1884, M. André donne le diagramme de ces variations pour l'année 1880.

L'heure du maximum de la température est sensiblement le même pendant toute l'année et voisine de deux heures de l'après-midi ; tandis que l'heure du minimum est variable avec la saison.

En hiver, le minimum est à 6 h. 1/2 du matin, le maximum à 2 1/2, et la moyenne diurne a lieu à 10 1/4 du matin et à 8 h. du soir.

Au printemps, le minimum est à 4 h. 3/4, le maximum à 2 h. 1/2 et la moyenne à 8 h. 3/4 du matin et à 7 h. 1/2 soir.

En été, minimum à 4 h. 1/4 matin, maximum à 2 h. soir, moyennes à 7 h. 3/4 matin et 7 h. 1/2 soir.

En automne, minimum à 5 h. 1/2 du matin, maximum à 1 h. 3/4 et moyennes à 9 h. matin et 7 h. soir.

Enfin, pour l'année moyenne le minimum diurne est à 5 h. matin, maximum 2 h. 1/4, moyennes à 9 h. matin et 7 h. 1/2 du soir.

Nombre des jours de gelées. — Le nombre des jours où l'eau se congèle est assez grand ; il est de 67 à la surface du sol. Il faut remarquer, cependant, que les gelées n'ont pas une durée très considérable. La congélation se fait pendant la nuit et cesse le plus souvent aussitôt que le soleil est au-dessus de l'horizon, pour se reproduire la nuit suivante.

Moyenne des jours de gelées pendant 6 ans (1881-86).

Décembre.....	12.3		
Janvier	23	Hiver......	47
Février.......	13.5		
Mars	11.5		
Avril	2	Printemps..	12
Mai	0.01		
Octobre.......	1.5		
Novembre.....	6.5	Automne...	8

Année moyenne : 67 jours.

Pluviométrie. — La pluie est peut-être, après la température, l'élément qui exerce le plus d'influence sur les êtres organisés. On peut étudier la répartition de la pluie au point de vue de la quantité absolue qui tombe annuellement, ou par saisons, et au point de vue de la fréquence et de la durée du phénomène. Cette dernière donnée est de beaucoup la plus importante pour l'hygiéniste. On sait, en effet, qu'à altitude égale, le midi de la France reçoit plus d'eau pluviale que le nord (1), mais que les pluies y sont moins fréquentes. On apprécie donc moins le climat d'un pays d'après la hauteur annuelle des pluies, que d'après le nombre des jours où le météore se produit.

Voici les données générales concernant la hauteur et la fréquence des pluies depuis 1854 jusqu'en 1886 ; c'est-à-dire qu'à l'année normale de M. André j'ai ajouté la moyenne de 1878 à 1886.

Pluviométrie.

	HAUTEUR MOYENNE (en millim.)				NOMBRE DE JOURS PLUVIEUX		
MOIS	Année normale 1854-73	Moyen. 1878-86	Ensemble	MOIS	Année normale 1854-73	Moyen. 1878-86	Ensemble
Décembre ...	36.7	40.5	38.6	Décembre ...	13.2	17.3	15.2
Janvier	32.4	29.1	30.7	Janvier	11.5	14.1	12.8
Février	32.8	39.1	35.9	Février	11.6	12.5	12.0
Mars	55.0	25.8	40.4	Mars	15.3	12.5	13.9
Avril	54.0	74.6	64.3	Avril	12.9	16.5	14.7
Mai	81.8	78.5	80 2	Mai	14.4	14.0	14.2
Juin........	77.7	73.6	75.65	Juin........	12.7	16.0	14.3
Juillet	59.8	75.9	67.85	Juillet	11.5	12.3	11.9
Août........	67.2	59.05	63.12	Août........	11.7	11.1	11.4
Septembre...	56.6	95.00	75.8	Septembre...	11.2	13.5	12.3
Octobre	92.4	101.60	97.0	Octobre.....	14.8	18.3	16.5
Novembre...	57.7	61.90	59.8	Novembre...	14.3	14.8	14.5

Résultats trimestriels.

Hiver.......	101.7	109.0	105.2	Hiver.......	36	43.9	40
Printemps ..	190.8	176.4	184.9	Printemps...	43	43.0	42.8
Eté........	204.7	208.5	206.6	Eté.........	36	39.4	37.6
Automne....	206.6	258.5	232.6	Automne....	40	46.6	43.3

Résultats annuels.

Année......	703.8	752.4	728.1	Année	155	172.9	163.7

Le climat de Lyon se fait remarquer plutôt par la fréquence des pluies que par leur abondance. La hauteur an-

(1) C'est une loi générale, la hauteur des pluies augmente à mesure qu'on se rapproche de l'équateur, non pas parce qu'elles sont plus fréquentes, mais parce qu'elles sont plus abondantes et souvent torrentielles.

nuelle, de 728 millimètres, est sensiblement égale à celle de la moyenne de la France. Elle lui est même inférieure (770).

Pour apprécier la fréquence, je n'ai pour terme de comparaison que les résultats de Paris. On trouve bien dans quelques ouvrages des données concernant d'autres localités, mais les résultats sont conclus d'un nombre d'années beaucoup trop restreint, comparativement à ceux de Lyon, 32 ans, et ceux de Paris, 70 ans (1804-1873). Le tableau ci-dessous met en parallèle les chiffres constatés dans ces deux localités.

Pluviométrie comparée à Lyon et à Paris.

MOIS	HAUTEUR DES PLUIES en millimètres (1).		NOMBRE DE JOURS PLUV.	
	Paris (70 ans)	Lyon (32 ans)	Paris (70 ans)	Lyon (32 ans)
Décembre.....	37	38.6	21	15.2
Janvier	35	30.7	20	12.8
Février	30	35.9	19	12
Mars	33	40.4	16	13.9
Avril.........	38	64.3	16	14.7
Mai..........	49	80.2	15	14.2
Juin..........	51	75.6	18	14.3
Juillet	51	67.8	15	11.9
Août..........	48	63.1	17	11.4
Septembre	50	75.8	15	12.3
Octobre	46	97.0	18	16.5
Novembre.....	44	59.8	21	14.5
Résultats trimestriels.				
Hiver.........	102	105.2	60	40
Printemps	120	184.9	47	42.8
Eté..........	150	206.6	50	37.6
Automne......	140	232.6	54	43.3
Année........	512	728.1	211	163

(1) Voyez planche III pour la pluviométrie à Lyon.

Au point de vue de l'abondance, Lyon a 728 millimètres et Paris 512 millimètres ; elles se répartissent à peu près de la même manière, saison par saison, sauf que les

PLANCHE III
ÉVAPOROMÉTRIE & PLUVIOMÉTRIE COMPARÉES
Moyennes mensuelles deduites de 8 ans d'observat. 1879_1886
Hauteur en millimetres
Déc. Janv. Fev. Mars Avril Mai Juin Juill. Aout Sept. Oct. Nov.
120
110
100
90
80
70
60
50
40
30
20
10
Évaporométrie
Pluviométrie
Hiver
Printemps
Eté
Automne
60
50
40
30
20
10
0
10
20
30
40
50
Reste de l'eau pluviale non évaporée

pluies d'automne sont plus abondantes dans notre ville ;
c'est une des caractéristiques du climat rhodanien. Au point
de vue de la fréquence, la répartition est bien différente.
Lyon a son minimum en été, 37 jours 6, puis en hiver 40 ;
les deux autres saisons diffèrent peu l'une de l'autre sous
ce rapport. A Paris le maximum des jours de pluie est en
hiver (60), puis en automne (54) ; l'été (50) et le printemps
(47) viennent ensuite. Contrairement à ce que j'ai lu dans
quelques auteurs le nombre des jours pluvieux est bien
moindre à Lyon (163) qu'à Paris (211).

Nombre des jours de neige. — Dans une période de 18
ans (1855—1864 et 1879—1886), sur laquelle j'ai pu réunir
ces renseignements, le nombre moyen des jours de neige
serait de 7,4 par an. En général, la neige tient peu dans
notre ville ; mais elle séjourne assez longtemps sur les montagnes qui nous environnent. La neige est un puissant
agent de purification de l'atmosphère, elle entraîne les poussières et les germes atmosphériques mieux encore que la
pluie ; mais cette purification est illusoire : les germes déposés à la surface du sol et revivifiés par l'humidité ne tar-
dent pas à repasser dans l'air avec les poussières soulevées
par le vent, ou à pénétrer plus profondément dans le sol,
jusqu'à la nappe souterraine peut-être.

Quantité moyenne de pluie tombant dans une journée.
— Elle varie suivant les saisons, c'est en été et en automne
que les pluies sont le plus abondantes :

Hiver. . . .	2 mill.	6	par jour de pluie.
Printemps. .	4	3	—
Été.	5	4	—
Automne . .	5	3	—

Annuellement il tombe en moyenne 4 mill. 4 de pluie dans
le cours d'une journée.

Il n'y a pas beaucoup de différence entre les diverses saisons pour la fréquence des pluies. Cependant elles se classent de la façon suivante en allant du chiffre le plus fort au
plus bas : automne, printemps, hiver, été.

L'ordre n'est plus le même si on envisage la durée de la

pluie. Les différences s'accentuent et la caractéristique de chaque saison se dessine nettement. (V. pl. IV.)

Durée de la pluie en heures (moyenne de 6 ans) (1881-86).

Décembre....	84.17			
Janvier......	58.31	}	Hiver.....	193 h. 54
Février......	51.6			
Mars........	50.27			
Avril........	72.7	}	Printemps.	174 h. 37
Mai.........	52.3			
Juin.........	38.47			
Juillet.......	29	}	Été.......	92 h.
Août........	24.14			
Septembre...	59.52			
Octobre......	85.17	}	Automne..	225 h. 50
Novembre ...	80.41			

Année moyenne : 686 heures 21 minutes, soit de 28 à 29 jours pleins.

Quantité de pluie tombant par heure suivant les saisons. — La moyenne de la quantité de pluie qui tombe par heure se répartit de la façon suivante (V. pl. IV) :

	Millimètres			
Décembre...	0.48			
Janvier.....	0.49	}	Hiver.....	0.576 par heure
Février.....	0.76			
Mars.......	0.51			
Avril.......	1.03	}	Printemps.	1.01 —
Mai........	1.50			
Juin........	1.90			
Juillet......	2.61	}	Été.......	2.31 —
Août.......	2.43			
Septembre..	1.60			
Octobre	1.19	}	Automne..	1.183 —
Novembre...	0.76			

Année moyenne : 1 millim. 096 par heure.

ÉVAPORATION DE L'EAU. — La vitesse d'évaporation de l'eau dépend de plusieurs circonstances : de la température, du degré hygrométrique de l'air, de la rapidité avec laquelle cet air se renouvelle. L'évaporation est rapide quand l'air est sec et chaud ; elle est faible quand l'air est calme et à peu près saturé; l'agitation des couches atmosphériques l'active même quand l'air est très humide.

PLANCHE IV.

DUREÉ en HEURES et HAUTEUR de la PLUIE
Heures et millimetres
Dec Janv Fev Mars Avril Mai Juin Juill Août Sept Oct. Nov.
Durée
Haut
90
80
70
60
50
40
30
20
10 hres
Hiver
Printemps
Eté
Automne
Dec Janv Fev Mars Avril Mai Juin Juill. Août Sept Oct Nov.
3 millim.
2 millim.
1 millim.
QUANTITÉ de PLUIE TOMBANT par HEURE
suivant le mois
Ces deux tableaux representent une moyenne
déduite de 6 ans d'observation (1881-1886)

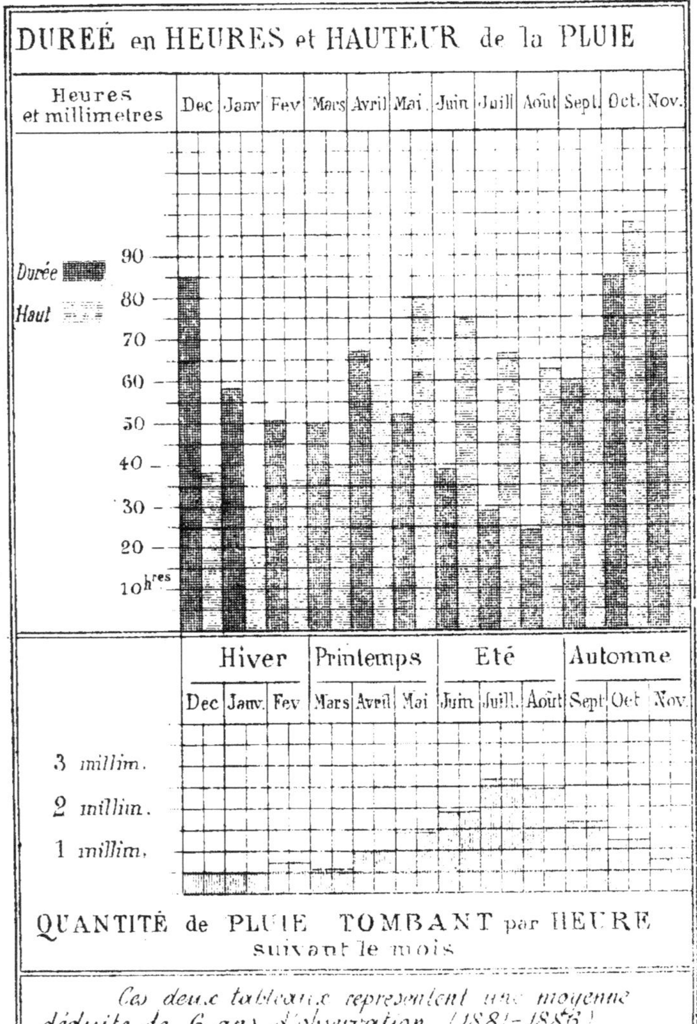

La force d'évaporation donne donc de précieux renseignements sur les qualités de l'atmosphère. Elle est très active en été au soleil, quand l'air est agité ; très faible en hiver à l'ombre, par un temps calme. Elle est à peu près nulle par une pluie continue et par le brouillard. Enfin elle est plus forte dans le milieu de la journée et dans l'après-midi que le matin, le soir et la nuit.

Pluie et évaporation comparées.

MOIS	HAUTEUR moyenne des pluies (1879-86)	ÉVAPORATION (1879-1886)	RESTE DE L'EAU pluviale
	millim.	millim.	millim.
Décembre.....	40.5	8.8	+ 31.7
Janvier	29.1	6.2	+ 22.9
Février	39.1	29.2	+ 9.9
Mars	25.8	76.7	— 50.9
Avril........	74.6	89.0	— 14.4
Mai..........	78.5	108.4	— 29.9
Juin	73.6	113	— 39.4
Juillet	75.9	126	— 50.1
Août.,.......	59.5	106.8	— 47.8
Septembre.....	95	58.8	+ 36.2
Octobre.......	101.6	32.3	+ 69.3
Novembre.....	61.9	23.8	+ 38.1
Résultats trimestriels.			
Hiver.........	109	44.2	+ 64.8
Printemps.....	176.4	274.1	— 97.7
Eté..........	208.5	345.8	—137.3
Automne.... .	258.5	114.9	+143.6
Année........	752.4	779	— 26.6

D'après une série de huit années d'observations (1879-86) faites à l'observatoire de Lyon, j'ai composé la moyenne de l'évaporation par mois, par saisons et la moyenne annuelle. J'ai placé en regard la hauteur des pluies, *dans la période correspondante*, et le résidu des eaux pluviales, en supposant que celles-ci soient restées à la surface du sol. (V. planche III et V.) Les résultats seraient notablement différents s'il s'agissait de l'évaporation des eaux pluviales infiltrées dans le sol. Il y a, en effet, une grande différence de vitesse entre l'évaporation de l'eau et l'évaporation du sol, et on ne peut pas conclure de l'une à l'autre. Mais à part certaines recherches qui ont surtout pour objet la terre arable, il n'y a pas, à notre connaissance, de travaux sur l'évaporation du sol des villes. En tout cas, nous n'avons aucune donnée de cet ordre sur le sol de Lyon. Nous avons donc été forcé de ne tenir compte que de l'évaporation de l'eau. Celle-ci d'ailleurs nous intéresse d'autant plus que la surface des eaux libres est très considérable dans notre ville.

Du mois de mars au mois d'août inclusivement, l'évaporation dépasse de beaucoup la quantité d'eau tombée ; si bien que l'évaporation de l'année est supérieure de 26 millim.6 à la pluie.

En automne, l'évaporation continue à être très active (115 millim.), mais comme la quantité d'eau tombée à cette époque est considérable (258 millim.), elle ne suffit pas à l'évaporer et il reste encore une tranche de 143 millim. d'eau météorique. En hiver la force ascensionnelle de la vapeur d'eau est peu considérable, elle est presque insensible dans les mois de décembre et de janvier (6 à 8 millim.) et n'acquiert une certaine intensité qu'en février, (29 millim.2). Aussi, bien que la quantité des eaux pluviales soit faible (109 millim.), il ne s'en évapore pas la moitié (44 millim.).

Ces données me paraissent plus importantes peut-être, au point de vue hygiénique, que les renseignements habituels de l'hygrométrie ; il est à présumer que l'exhalation cutanée suit la même marche que l'évaporation de l'eau.

Il n'en est pas de même de l'exhalat pulmonaire. L'air introduit dans les poumons en sort à une température à peu près constante en hiver comme en été et voisine de celle du corps ; mettons 35 degrés. Un mètre cube d'air n'est saturé à cette température que par 38 gr. de vapeur d'eau.

L'air en pénétrant dans les voies respiratoires enlèvera donc à l'économie un poids d'eau d'autant plus considérable qu'il en renfermera moins d'une manière absolue. En hiver, par exemple, 1 mètre cube d'air à 0° ne renferme que 4 gr. 8 de vapeur, il enlèvera donc la quantité d'eau nécessaire pour

PLANCHE V.

MOYENNE de 2 ANS
1885-1886
HYGROMÉTRIE RELATIVE
Richesse hygrométrique et évaporation
Hiver
Printemps
Eté
Automne
Déc. Janv. Fev. Mars Avril Mai. Juin Juill. Aout Sept Octo. Nov.
Hygrométrie relative en centièmes
Richesse hygrométrique en dix millièmes et évaporation en millimètres
(echelle unique)
Evaporation
Richesse hygr. qae
100 90 80 70 60 50 40 30 20 10
160 150 140 130 120 110 100 90 80 70 60 50 40 30 20 10

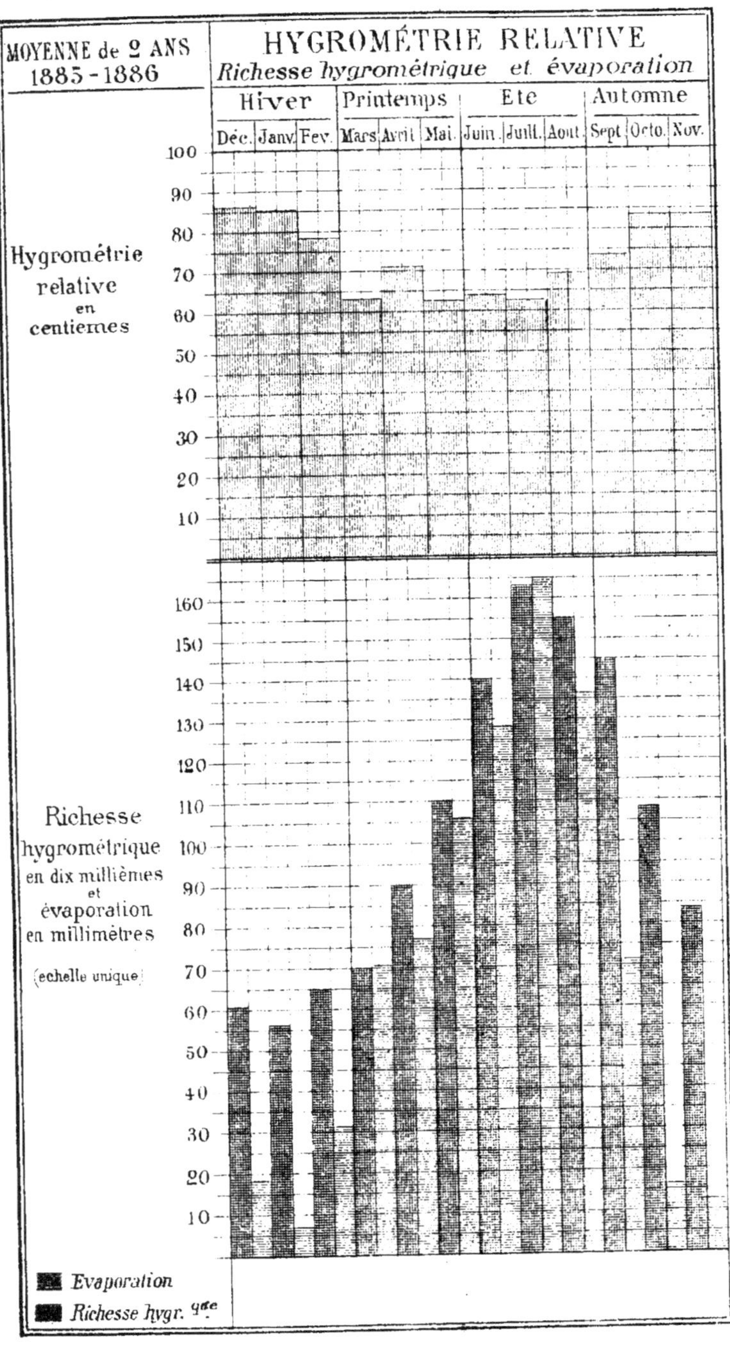

se saturer en traversant les poumons, soit 33 gr. de vapeur.

L'exhalation cutanée est soumise à toutes les conditions multiples (agitation de l'air, degré hygrométrique, température, etc.) qui font varier l'évaporation de l'eau ; tandis que l'exhalation pulmonaire est surtout réglée par la température de l'air et lui est inversement proportionnelle.

Hygrométrie. — Jusqu'en 1884-85, l'humidité de l'air a été notée en centièmes à l'Observatoire de Lyon, c'est-à-dire par le rapport entre le poids de vapeur d'eau contenu réellement dans un mètre cube d'air au moment de l'observation et le poids de vapeur que ce même volume d'air contiendrait s'il était saturé de vapeur pour une température donnée. Ce rapport est exprimé en centièmes, c'est-à-dire qui si le degré de l'humidité est 55, l'air contient les 55 centièmes de poids de vapeur d'eau nécessaire pour le saturer à la température du moment de l'observation.

Voici pour deux années 1879 et 1880 les résultats des observations pour les mois et les saisons (Voir Pl. V) :

Hygrométrie en centièmes, moyenne des années 1879-1880.

MOIS	8 heures matin	1 heure soir	6 heures soir	MOYENNE Lyon	Paris
Décembre	90.5	78.5	91	86.6	87.8
Janvier	91	77	89.5	85.8	84.3
Février	88.5	65	80.5	78.0	82.2
Mars	80.5	47.5	62.0	63.3	61.1
Avril	77.5	64.5	71.5	71.1	66.1
Mai	69	57	63.5	63.1	52.2
Juin..... ...	69	53	69.5	64	67.0
Juillet	71	52.5	64.5	62.6	65.3
Août	78	55	75	69.3	65.7
Septembre ...	82.5	58.5	80	73.6	68.5
Octobre	90	69.5	89.5	83	76.9
Novembre....	88.5	74.5	86.5	83.1	80.7
Résultats trimestriels.					
Hiver........	90	75	90	85	84.7
Printemps....	75.5	59.5	65.5	66.8	59.8
Eté.........	73	53.5	70	65.5	66
Automne.....	88	67.5	86.5	80.3	75
Année	82.5	64	77.5	75	71.5

On voit, par ce tableau, que le degré hygrométrique varie en sens inverse de la marche de la température. Il est à son maximum vers le lever du soleil, au moment le plus froid de la journée ; il atteint son minimum vers le milieu du jour. Il ne faut pas en conclure que l'air contienne généralement plus de vapeur le soir ou le matin que dans le jour. S'il paraît plus humide, c'est qu'étant plus froid il est plus près de son point de saturation.

Les mêmes effets généraux se manifestent dans le cours de l'année. Le degré hygrométrique est maximum en hiver et minimum en été. A Lyon, les variations sont en somme peu considérables. L'air y est toujours assez voisin de son point de saturation, par suite de la présence des deux rivières qui donnent une surface d'évaporation de plus de 250 hectares, d'où s'échappe annuellement, sous forme de vapeurs, une tranche de 779 millimètres d'eau, soit un volume de 2,103,300 mètres cubes, qu'il faut multiplier par 1,800 pour avoir le volume de la vapeur d'eau $=$ 3,547,566,000 mètres cubes de vapeur.

Ajoutons à cela que la nappe souterraine, étant voisine de la superficie du sol, fournit un contingent énorme, que nous ne pouvons évaluer, car si nous connaissons l'évaporation de l'eau, rien ne nous renseigne sur l'évaporation du sol.

Richesse hygrométrique. — Les nombres de l'humidité, *en centièmes*, ne donnent aucune indication sur la quantité *absolue* de vapeur d'eau que contient l'air à un moment donné, parce que le poids de vapeur saturant cet air, augmente et diminue selon la température. Il résulte de là que pendant l'hiver, avec une humidité relative de 90 centièmes par exemple, l'air peut renfermer un poids de vapeur beaucoup moindre que celui qu'il contient en été avec une humidité relative de 50.

C'est pour cela que M. André (1) a introduit un nouvel élément d'appréciation qu'il appelle *Richesse hygrométrique.* C'est le rapport entre le poids de vapeur d'eau contenue dans

(1) André, *Météorologie lyonnaise*, année météorologique 1884-1885.

un volume d'air et le poids d'air sec de même volume. Ce poids est calculé en dix millièmes; ainsi, quand la richesse hygrométrique est 65, cela veut dire que le poids de vapeur contenu dans un mètre cube d'air humide est les 65 dix millièmes du poids d'un mètre cube d'air *sec*.

En résumé, l'hygrométrie en centièmes indique seulement que l'air est plus ou moins voisin de son point de saturation ; tandis que la richesse hygrométrique indique les variations de poids de la vapeur contenue dans l'unité de volume. Certains phénomènes météorologiques, comme le brouillard ou la pluie, dépendent autant de l'humidité relative que de la richesse hygrométrique.

Richesse hygrométrique et évaporométrie comparées.

MOIS	RICHESSE HYGROMÉTRIQUE			ÉVAPOROMÉTRIE		
	1885	1886	moyenne	1885	1886	moyenne
				millim	millim.	millim.
Décembre	60	61	60.5	22.5	13.2	17.8
Janvier	48	64	56	»	13.7	6.8
Février	75	54	65	45.3	17.1	31.2
Mars	69	71	70	67.4	74.3	70.8
Avril	91	90	90.5	44.7	109.4	77.0
Mai	111	109	110	124.2	88.8	106.5
Juin	140	141	140.5	205.6	50 1	127.8
Juillet	161	164	162.5	223.8	103.8	163.8
Août	146	164	155	216.1	65.0	140.5
Septembre	130	161	145	93.1	51.2	72.1
Octobre	93	122	107.5	5.7	27.4	16.5
Novembre	80	87	83.5	7.6	17.4	12.5
Résultats trimestriels.						
Hiver	61	60	60.5	67.8	44	55.9
Printemps	90	90	90	236.3	272.5	254.4
Eté	149	156	152.5	645.5	218.9	432 2
Automne	101	123	112	106.4	96	101.2
Année	100	107	103.5	1056	631.4	843.7

Je me demande, puisque le langage des météorologistes porte à la confusion, s'il ne serait pas plus simple de donner le poids de la vapeur d'eau contenue dans un mètre cube, et à côté le poids de vapeur qu'il pourrait encore contenir pour être saturé au moment de l'observation.

M. André n'a encore fait connaître la richesse hygrométrique que pour deux années, 1885 et 1886. — Je donne ci-dessus les résultats de ses observations par mois, saisons et années, et à côté les chiffres concernant l'évaporométrie dans cette même période. (Pl. V).

L'examen de ce tableau montre, ce qui était à prévoir, que la richesse hygrométrique et l'évaporation varient parallèlement et dans le même sens mois par mois, saison par saison. Et s'il n'y a pas une proportionnalité rigoureuse dans la marche des deux phénomènes, c'est que d'autres facteurs tels que la pluie et le vent viennent troubler ce rapport.

Il résulte de ce rapprochement une notion importante. Nous avons vu que l'évaporométrie, à partir du mois de mars jusqu'au mois d'août inclus, est supérieure à la quantité d'eau météorique. Il ne faudrait pas en conclure que pendant cette période notre atmosphère ou notre climat en soient plus secs pour cela. C'est au contraire le moment où la richesse hygrométrique est la plus grande. Nous savons que cela tient à ce que le sol et la surface des eaux libres dégagent alors une masse énorme de vapeurs.

Brouillards. — Ce que nous venons de dire sur l'évaporométrie, sur l'état de l'atmosphère, dont le degré hygrométrique est toujours près du point de saturation le matin et le soir, explique la fréquence des brouillards à Lyon.

On les observe en toutes saisons, et voici le résultat de six années d'observations :

Hiver.	28 jours.
Printemps	12 —
Été.	8 —
Automne.	28 —

Année moyenne : 76 jours.

Ce phénomène est plus remarquable par sa fréquence que par son intensité. Il est bien rare que les brouillards soient assez épais pour rendre dangereuse la circulation des piétons et des voitures.

Souvent ils se forment dans la soirée et durent toute la nuit et la matinée du lendemain. D'autres fois, au printemps surtout, ils se forment le matin au moment du minimum de la température et se dissipent vers dix ou onze heures, et sont suivis d'une journée ensoleillée.

Ils ont leur maximum d'intensité et de fréquence dans la presqu'île, dont ils occupent de préférence la pointe méridionale. Il n'est pas rare de voir des brouillards à Perrache et de constater qu'il n'y en a pas aux Terreaux ; de même les brouillards qui s'élèvent sur les quais ne pénètrent pas toujours très loin dans la plaine des Brotteaux et de la Guillotière.

Le Rhône, dont la température en hiver est d'ordinaire plus élevée que celle de la Saône et tend à émettre par conséquent plus de vapeurs, est fréquemment le point de départ de la formation des brouillards. On les voit alors pénétrer avec plus ou moins de rapidité par les ouvertures des rues transversales et se répandre très inégalement dans la ville.

Enfin, c'est un fait très connu que pendant que la ville basse est plongée dans la brume, on jouit souvent du soleil sur les hauteurs des collines voisines.

Le sol humide de notre ville participe à la formation de ces brouillards. Parfois, au coucher du soleil, on voit à la surface de la place Bellecour une brume légère qui rase le sol, et au-dessus de cette couche l'air apparaît assez limpide.

Dans leur ouvrage, Marmy et Quesnoy croient avoir constaté que depuis quelques années l'intensité des brouillards était moins grande et que leur durée était moins persistante que par le passé. C'est là une opinion assez répandue dans le public, qui peut être exacte, mais dont il est difficile de donner la preuve. En tout cas on peut affirmer que la fréquence n'a pas diminué depuis cette époque. Ces auteurs donnent des renseignements de 1855 à 1864 inclus, et je constate que la fréquence moyenne était alors de 61 jours ; nous avons vu qu'elle est actuellement de 76 jours.

La topographie de Lyon est très favorable à la formation des brouillards ; outre les causes que nous avons indiquées, la présence des collines, la hauteur des maisons et le peu de largeur des rues, gènent la libre circulation de l'air. D'autre part, le refroidissement nocturne étant plus rapide sur les points élevés de la ville et même au-dessus des toits des maisons, l'air supérieur, devenu plus dense, glisse le long des pentes à la surface du sol dont la température est plus haute. Le sol fournit alors des vapeurs à un air qui est déjà en partie saturé par le refroidissement.

On ne connaît guère l'action des brouillards sur l'économie. L'homme qui vit dans une couche saturée d'humidité éprouve un sentiment de froid très désagréable. D'autre part, les brouillards retiennent près du sol les germes atmosphériques et les émanations telluriques gazeuses, de là la mauvaise odeur qu'ils exhalent parfois et leur action irritante sur l'appareil respiratoire. Enfin ils diminuent l'action de la lumière, dont ils interceptent les radiations.

ÉLECTRICITÉ ATMOSPHÉRIQUE. — Je rapproche à dessein l'étude de ce phénomène du précédent, parce qu'il y a une certaine corrélation entre eux.

L'origine de l'électricité atmosphérique est mal connue ; la plupart des physiciens la rattache à l'évaporation ou peut-être à la transformation de la vapeur d'eau en vapeur vésiculaire, en pluie ou en neige.

Quoi qu'il en soit, l'air est toujours plus ou moins électrisé et on mesure la différence de potentiel, c'est-à-dire la tension entre le sol et les couches atmosphériques, à une certaine hauteur. A Montsouris, on mesure la tension à l'aide de l'électromètre Thomson, placé à la hauteur de l'œil (à 1^m 50). A Lyon, M. André la mesure à 3 mètres au-dessus du sol et l'évalue en *éléments Volta*. Tous les objets qui sont en contact avec le sol ont, comme on le sait, l'état électrique du sol et sont au potentiel zéro ; la tension est nulle. Mais si l'on s'élève dans l'air, la tension croît proportionnellement à l'altitude et atteint une valeur qu'on exprime de la manière suivante : si on dit que la tension à 3 mètres du sol est de 150 éléments Volta, cela veut dire que, entre ce point et le sol, la différence de potentiel est égale à celle qui existe entre les deux pôles d'une pile de 150 éléments de Volta (disposés en tension).

M. André a constaté que la tension électrique était beaucoup plus élevée dans les journées brumeuses. C'est ainsi qu'au mois de décembre 1885, du 18 au 25, il a constaté une tension électrique dépassant 500 éléments Volta, pendant cette période qui a été la plus brumeuse du mois. Cette observation s'est fréquemment renouvelée et on peut, en parcourant les relations qu'il donne des différents mois, tirer cette loi que *dans les journées brumeuses la tension électrique est constamment plus élevée que la moyenne.*

« La tension électrique moyenne de l'air (sans tenir compte des perturbations dues aux pluies et aux orages) est de 128 éléments Volta; par les diverses saisons, on a comme moyenne 184 éléments Volta en hiver, 129 au printemps, 89 en été, 114 en automne. En considérant les moyennes mensuelles successives, on trouve un maximum de 215 Volta en janvier et un minimum de 90 de mai à juin; la tension moyenne de janvier est donc un peu plus du double que celle de juin (1). »

Outre ces oscillations périodiques et saisonnières, la tension électrique subit des oscillations quotidiennes régulières et présente deux maxima et deux minima. Elle croît depuis le lever du soleil jusqu'au premier maximum (6 à 8 h. du matin en été, 9 à 10 h. en hiver); puis elle s'abaisse jusqu'au premier minimum (4 à 6 h. du soir en été, un peu plus tôt en hiver); elle augmente de nouveau et atteint son second maximum 2 heures environ après le coucher du soleil; puis elle diminue jusqu'à son second minimum qui a lieu vers le lever du soleil.

On ignore quels sont les effets physiologiques et pathologiques de ces fluctuations. Dans les villes où la différence de potentiel n'existe qu'à une grande hauteur, au-dessus des toits des maisons, sommes-nous même influencés par ces variations ? D'autre part, au contraire, ne faut-il pas leur attri-

(1) M. André, *Documents pour le budget de* 1888.

buer la périodicité de certains actes physiologiques et surtout la périodicité de certains phénomènes, si commune en pathologie ?

Ce sont là autant de questions que je pose, sans espoir de les voir résoudre de longtemps.

Orages. — La plupart des orages ne sont pas des phénomènes localisés comme on l'avait cru pendant longtemps. Ils se produisent en France et en Europe sur le parcours du courant équatorial et lors du passage d'un mouvement tournant ou d'une bourrasque.

Fournet (*Session générale des Sociétés savantes en* 1861) avait attribué un rôle prédominant aux sommets montagneux des environs de Lyon. Les nuages orageux, suivant lui, se développant autour des cimes culminantes étaient transportés par le sud-ouest en colonnes, qui selon leur densité et diverses causes subsidiaires, émettent tantôt les éclairs et la foudre, tantôt la grêle avec jets électriques. Il a dressé une carte de la marche des orages pendant une certaine période où constamment le point de départ des colonnes orageuses était un point culminant de la chaîne du Lyonnais.

La distribution indiquée par Fournet est, en effet, exacte. Tous les orages nous arrivent de l'ouest ou d'une direction voisine et passent par dessus la chaîne. Ils ont l'air de prendre naissance sur ces sommets ; c'est une simple illusion.

La zone orageuse est concentrique au mouvement tournant et notablement éloignée du centre. Elle peut passer à deux reprises sur une même localité, et lorsque cela a lieu pour Lyon, chaque fois l'orage semble venir des montagnes voisines.

Ainsi quand une bourrasque se dirigeant vers l'ouest passe près de nous au nord, nous sommes atteints une première fois par la partie antérieure où les vents soufflent du sud-ouest ; les nuées orageuses viennent de cette direction, ce sont, comme le disait Fournet, les colonnes Pilat, Riverie, Pied-Froid, etc. ; puis à mesure que la bourrasque a dépassé notre longitude nous sommes atteints par la partie postérieure de la zone orageuse où les vents généraux soufflent d'entre ouest et nord-ouest, et les nuées orageuses paraissent venir des sommets d'Yseron, de Montrotier, de Tarare et même des montagnes du Beaujolais.

Il est probable néanmoins qu'il y a des orages locaux, limités à notre région, qui prennent leur point de départ dans les montagnes voisines. Le long des flancs méridionaux et occidentaux des massifs montagneux, des brises ascendantes échauffées par le soleil entraînent des masses de vapeurs qui se condensent en nuages locaux, qui peuvent donner naissance à des orages particiels.

C'est pour cela que quel que soit leur point de départ, les orages à Lyon s'annoncent toujours par un amoncellement de cumulus entre le sud-ouest et le nord-ouest.

Lorsqu'on consulte la carte des orages accompagnés de grêle, on voit que les orages qui passent au-dessus du mont Pilat n'atteignent pas Lyon; ils traversent la plaine du Dauphiné pour s'abattre sur les Dombes.

Les nuées orageuses chargées de grêle qui frappent Lyon partent toutes du massif de la Coise, de Saint-André-la-Côte. Celles qui partent d'Yseron, passent plus haut du côté de Neuville.

D'après les observations de M. André, les six septièmes des orages ont commencé après midi et la moitié a commencé vers 4 heures du soir.

Voici, d'après cet auteur, les différents phénomènes observés dans les averses orageuses :

Avant l'averse : Baisse du baromètre, hausse du thermomètre, rotation du vent dans un sens ou dans l'autre, très souvent saute du vent.

Commencement de l'averse : Hausse brusque du baromètre, baisse rapide du thermomètre; le vent est ordinairement entre ouest et nord.

Pendant l'averse : Le baromètre stationne ou continue à monter, mais moins vite qu'au commencement; la température continue à décroître; la rotation du vent s'achève.

Après l'averse : Le baromètre descend, le thermomètre

remonte ; le vent commence une nouvelle rotation si une autre averse doit suivre la première.

Annuellement (période de 6 ans) 26 jours d'orages, répartis ainsi : printemps 4 jours, été 15 jours, automne 5 jours.

Ozonométrie. — A côté des phénomènes électriques de l'atmosphère se place naturellement la production de l'ozone. A l'ancien observatoire, la proportion d'ozone était depuis longtemps recherchée et notée ; je crois que le nouvel observatoire n'a rien publié à ce sujet.

Il n'y a pas lieu de regretter beaucoup cette interruption au point de vue médical, car le rôle de l'ozone a été singulièrement exagéré à l'époque où on avait des connaissances moins précises sur les maladies épidémiques. En désespoir de cause on se rattachait à toutes les modifications de l'atmosphère pour les expliquer.

J'ai quatre années d'observations d'ozonométrie (1875 à 1878). La production de l'ozone est tellement irrégulière qu'on ne peut tirer aucune loi pour une période de l'année un peu courte. C'est ainsi que telle année on note l'absence d'ozone dans une semaine, et que l'année suivante on constate 35 degrés à la même date. Si on considère les saisons isolément, l'ozone acquiert son maximum au printemps, 82° pour l'ensemble ; puis en été, 59° ; en automne, 33°, et son minimum est en hiver, 25°.

Le minimum de l'ozone est en hiver et le maximum de la mortalité est également à cette époque. Faut-il en conclure que l'absence d'ozone a contribué à élever la mortalité ? Assurément non. Le printemps, dont la mortalité diffère peu de celle de l'hiver produit plus du double d'ozone que l'automne. Or, c'est en automne, époque où la quantité d'ozone est faible, que la mortalité atteint également le chiffre le plus bas de l'année.

LUMINOSITÉ.

Nébulosité. — On estime le degré de nébulosité du ciel en comptant 0 pour le ciel beau et 4 pour le ciel couvert, ou

PLANCHE VI.

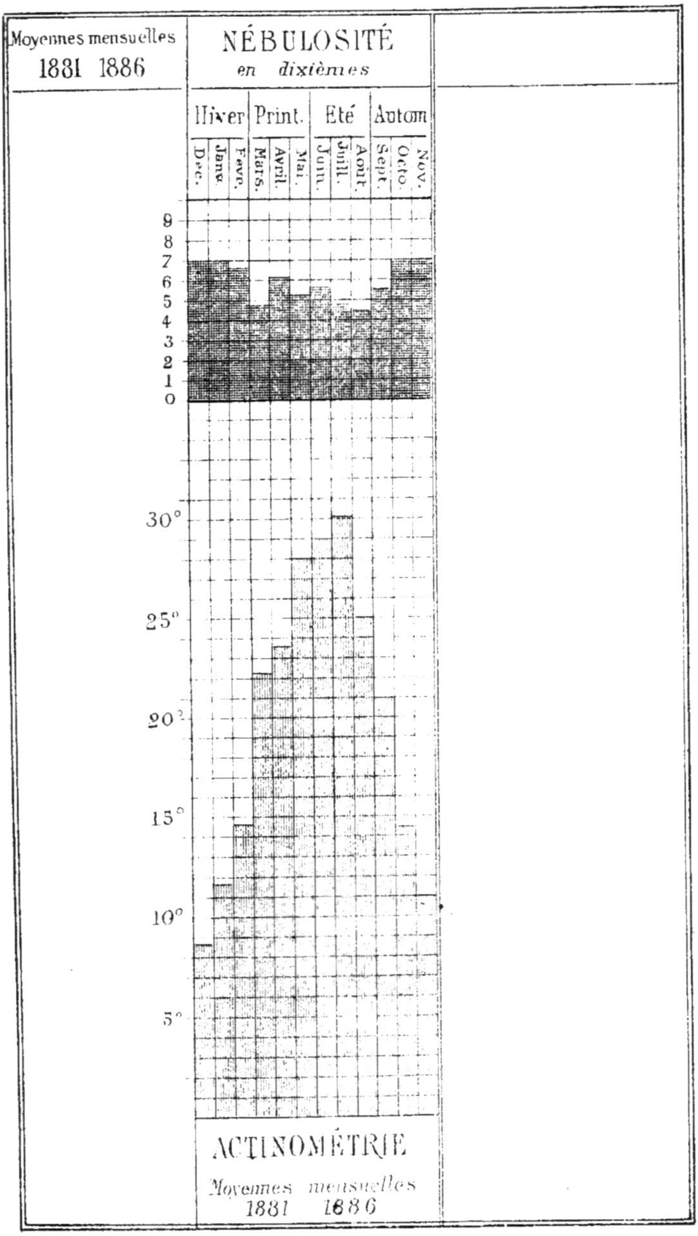

Moyennes mensuelles
1881 1886
NÉBULOSITÉ
en dixièmes
Hiver
Print.
Eté
Autom
Dec.
Janv.
Fevr.
Mars.
Avril.
Mai.
Juin.
Juill.
Août.
Sept.
Octo.
Nov.
9
8
7
6
5
4
3
2
1
0
30°
25°
20°
15°
10°
5°
ACTINOMÉTRIE
Moyennes mensuelles
1881 1886

bien en évaluant en dixièmes la surface couverte par les nuages.

La première manière de compter était suivie à l'observatoire de Lyon depuis longtemps. M. André lui a substitué la seconde dans ces derniers temps. On peut d'ailleurs par un simple rapport passer de l'une à l'autre notation.

Voici les résultats obtenus mensuellement et par saison, de décembre 1878 à décembre 1886 (8 années). (V. pl. VI.)

Nébulosité moyenne.

Hiver : 2,7 ou 0,68.....	Déc...	2,8	évaluée en 10es =	0,7
	Janv..	2,8	—	0,7
	Fév...	2,6	—	0,65
Printemps : 2,18 ou 0,54	Mars..	1,9	—	0,47
	Avril.	2,5	—	0,63
	Mai..	2.1	—	0,53
Été : 1,97 ou 0,49......	Juin..	2.2	—	0,56
	Juil..	1,86	—	0,46
	Août..	1,80	—	0,45
Automne : 2,6 ou 0,65..	Sept..	2,2	—	0,55
	Oct...	2,8	—	0,70
	Nov..	2,81	—	0,70

Année moyenne : 2,37 ou 0,59.

II ne faut pas croire que la nébulosité et la luminosité soient toujours en rapport inverse. Un ciel peut être couvert de nuages et être cependant très lumineux et inversement un ciel d'aspect pur peut être peu lumineux.

Le ciel de notre ville est ordinairement chargé de nuages et il y a peu d'écart entre le degré de nébulosité des divers mois, et cependant bien différent est son degré de luminosité en été et au printemps, de celui de l'hiver et de l'automne.

Le degré de nébulosité ne donne pas un renseignement précis sur l'intensité des radiations qui arrivent à un lieu. Nous avons pour l'apprécier la durée de l'*insolation directe* et le degré *actinométrique*. Ce sont là deux éléments météorologiques d'une grande importance, nouvellement introduits dans les registres de l'observatoire de Lyon par M.' André.

Insolation directe. — Voici les principaux résultats dont j'ai fait la moyenne pour une période de 6 ans. (V. pl. VII.)

Durée totale de l'insolation directe (moyenne de 6 ans (1881—86) :

	heures min.		
Décembre..	21.18		
Janvier....	35.14	Hiver.	124 h. 40 m.
Février....	68.8		
Mars.. ...	151.51		
Avril......	164.5	Printemps...	510 h. 24 m.
Mai	194.28		
Juin.......	193.39		
Juillet.....	255.27	Été.........	699 h. 19 m.
Août	250.13		
Septembre .	169.23		
Octobre. ...	94.33	Automne....	329 h. 11 m.
Novembre..	65.15		

Année moyenne : 1663 heures 34 minutes.

Si nous nous reportons à un tableau précédent où j'ai inscrit les heures de lever et de coucher du soleil et la durée des jours pour la latitude de Lyon, nous voyons que le soleil reste annuellement au-dessus de l'horizon pendant 4.426 heures (nombre calculé sans tenir compte des secondes et en supposant les jours égaux de 10 en 10). Or, le rapport entre le nombre observé 1663 heures et ce dernier est de 0,376.

Même en été, la durée de l'insolation directe ne dépasse guère la moitié du temps où le soleil est au-dessus de l'horizon. Au printemps, bien que la durée absolue de l'insolation augmente de mois en mois, sa durée relative reste constante, jusqu'au mois de juin inclusivement ; il y a un brusque abaissement à partir du mois d'octobre, et en hiver, au mois de décembre et de janvier l'insolation fait pour ainsi dire complètement défaut.

Voici d'ailleurs un tableau de la durée du jour astronomique et le rapport du chiffre observé mois par mois. (Voir pl. VII.)

PLANCHE VII.

DURÉE MOYENNE DE L'INSOLATION DIRECTE,
Comparée à la durée du jour solaire astronomique

Hiver | Printemps | Eté | Automne

Heures

Dec | Janv. | Fev. | Mars | Avril | Mai | Juin | Juill. | Aout | Sept. | Octo. | Nov.

450
400
350
300
250
200
150
100
50

La teinte [----] correspond au nombre d'heures où le soleil est au dessus de l'horizon pendant le mois.

La teinte [████] correspond au nombre d'heures d'insolation directe observées (1881_1885)

Tableau comparatif de la durée du jour astronomique et de l'insolation directe observée.

MOIS	NOMBRE D'HEUR. où le soleil est au-dessus de l'horizon.	DURÉE de l'insolation directe observée.	RAPPORTS approximatifs (les secondes et les minutes étant négligées).
	heures.	heures.	heures.
Décembre.....	264	21.18	0.080
Janvier	278	35.14	0.126
Février	273	68.8	0.252
Mars	360	151.51	0.421
Avril	397	164.5	0.413
Mai	453	194.28	0.424
Juin.........	464	193.32	0.417
Juillet........	474	255.27	0.539
Août.........	440	250.13	0.568
Septembre	382	169.23	0.443
Octobre.......	350	94.33	0.270
Novembre.....	291	65.15	0.224
Résultats trimestriels.			
Hiver........	815	124.40	0.152
Printemps.....	1210	510.24	0.419
Eté..........	1378	699.19	0.508
Automne	1028	329.34	0.312
Année........	4426	1663.34	0.376

Actinométrie. — Le degré actinométrique mesure l'intensité de la radiation solaire reçue à la surface du sol. Il était observé primitivement à l'aide de l'actinomètre de Montsouris ; M. André lui a substitué dans ces dernières années l'actinomètre de Violle. Dans les deux cas, il est proportionnel à la différence des températures marquées au même instant par deux thermomètres, dont l'un est recouvert de noir de fumée et l'autre est laissé nu et brillant et soustraits tous deux à l'action de l'air.

Les astronomes calculent théoriquement le degré actinométrique que l'on mesurerait si au moment de l'observation l'atmosphère était entièrement dépouillée de vapeur d'eau ou d'eau à l'état de brouillards ou de nuages. En d'autres termes, admettant que le soleil est une source de radiations constantes égale à 100, ils calculent théoriquement l'absorption opérée pour une atmosphère d'air pur suivant la latitude du lieu et la hauteur du soleil au moment de l'observation : la différence donne le degré actinométrique théorique. Le degré observé diffère toujours de celui-ci, et la différence est d'autant plus grande que l'atmosphère de la localité est moins pure et plus chargée de poussières et de vapeurs.

Le rapport du chiffre observé au chiffre calculé fait connaître la quantité des radiations qui parviennent au sol et par suite la quantité de celles qui ont été absorbées par les causes locales. (V. pl. VI et le tableau suivant.)

Tableau des moyennes actinométriques.

MOIS	MONTSOURIS (1873-1884)	LYON (1881-1886)	RAPPORT actinométrique de Lyon seulem.
	degrés.	degrés.	degrés.
Décembre	15.4	8.6	0.140
Janvier	15.5	11.5	0.163
Février	24.6	14.4	0.206
Mars	39.4	22.2	0.279
Avril	52.3	23.4	0.275
Mai	56.7	28.0	0.345
Juin..........	58.4	29.0	0.356
Juillet	60.1	30.0	0.373
Août	59.1	25.0	0.328
Septembre.....	52.3	20.9	0.281
Octobre.......	38.7	14.2	0.208
Novembre.....	24	10.9	0.191
Résultats trimestriels.			
Hiver.........	18.5	11.5	0.169
Printemps	49.5	24.5	0.299
Été..........	59.2	28.2	0.352
Automne	38.3	15.3	0.226
Année	41.4	19.9	0.261

Les conditions atmosphériques locales qui absorbent les rayons solaires sont si puissantes et si permanentes dans notre climat que nous ne recevons annuellement que le quart des radiations qui nous sont destinées. Pendant l'hiver la fraction de la radiation solaire qui nous parvient est d'environ un sixième.

J'ai cru intéressant de donner, en regard des chiffres obtenus à Lyon, ceux de l'observatoire de Montsouris. Il semble que notre climat soit moins lumineux que celui de Paris. Cependant il est juste d'observer que la différence peut provenir de ce que les observations ne sont pas faites aux mêmes heures.

Les moyennes de Lyon correspondent à quatre observations diurnes, à 7, 10, 13, 16 heures, tandis qu'à Paris elles correspondent à trois observations faites à 9, 12, 15 heures. Il serait à souhaiter que les météorologues d'un même pays fissent leurs observations aux mêmes heures pour en rendre les résultats comparables.

Anémométrie. — Il me reste, pour compléter les renseignements principaux concernant le climat lyonnais, à déterminer la fréquence des différentes directions du vent.

On sait que le changement de direction des vents est subordonné au déplacement de la trajectoire du centre des mouvements tournants qui traversent nos régions et qu'il n'y a pas de conditions locales assez fortes pour donner naissance à un courant atmosphérique indépendant de ces bourrasques.

En ne tenant compte que des quatre rhumbs cardinaux, sur 100 observations on constate les directions suivantes :

N	40 fois.
E	23,8
S	22,8
O	13,4

J'ai déduit cette proportion de 11.431 observations relevées par M. André de 1853 à 1885.

Si on étudie la fréquence des vents suivant les huit rhumbs principaux, on observe :

N	26	
N.-E.	7	
E	21	
S.-E.	1.2	
S	18	100
S.-O.	9.5	
O	3.8	
N.-O.	12	

Cette proportion a été établie sur les chiffres de 3.483 observations faites en dix ans et relatées par Marmy et Quesnoy. (V. pl. VIII.)

La connaissance de la plus grande fréquence des vents d'une direction donnée a une grande importance pour l'hygiène d'une ville : les établissements insalubres qui dégagent des odeurs ou des miasmes doivent être établis du côté d'où les vents viennent le moins souvent. A Lyon, ils devraient être installés à l'ouest de la ville ou au sud-est. La topographie de la localité se prête mal à la première disposition à cause de la présence des collines. Quant à la seconde elle est depuis longtemps réalisée : un grand nombre d'usines insalubres sont construites au sud-est dans la plaine de la Mouche.

Je viens d'achever cette trop longue étude, où j'ai passé successivement en revue l'anatomie de la population lyonnaise (*ethnographie*), sa physiologie (*mouvement démographique*), son habitat (*sol et climat*) ; il me reste à entreprendre son histoire pathologique. C'est la partie la plus difficile de ma tâche. Puissent l'exemple et les travaux de mes devanciers, de Fonteret, de P. Meynet, de Mayet et de J. Teissier m'inspirer et me donner la force de rester à la hauteur de leur mérite !

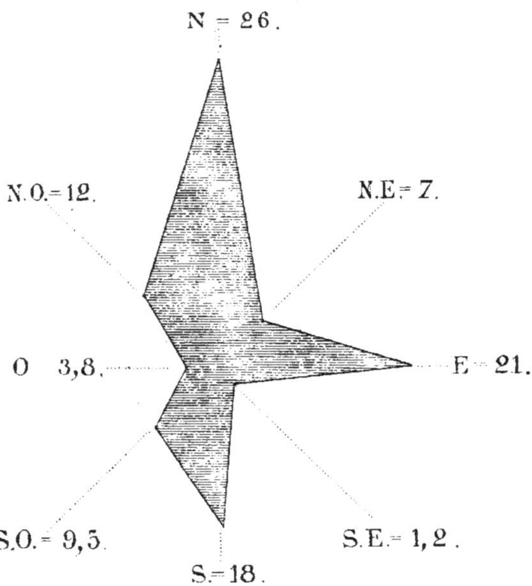

ROSE DES VENTS RÉGNANTS

Déduite de 3483 observations (1855 – 1864)

Rapport à 100

TABLE DES MATIÈRES

(1) Cette planche est la réduction photographique d'un très beau plan en
relief, dressé par deux habiles professeurs de géographie, M. et Mme Destips, d'après les minutes du Dépôt de la guerre et les plans de la voirie
municipale, et qui a valu à ses auteurs l'honneur d'être lauréats de la
Société de géographie de Lyon.

Il a paru pendant que mon travail était en cours de publication, c'est
pourquoi, à mon grand regret, je n'ai pu le consulter, ni le mentionner
plus haut. Mais, grâce à l'obligeance de M. Destips, qui a bien voulu
consentir à cette reproduction, mes lecteurs pourront s'assurer de l'exac-

titude de mes descriptions et de mes appréciations sur la valeur hygiénique des différents quartiers de notre ville.

Chaque gradin correspond à une hauteur verticale de 10 mètres, et le premier est à la cote de 170 mètres.

Lyon. — Assoc. typog., F. PLAN, rue de la Barre. 12.

www.ingramcontent.com/pod-product-compliance
Lightning Source LLC
LaVergne TN
LVHW021441170726
843501LV00005B/1438